JN025158

ここに目をつける！
脳波判読ナビ

改訂2版

福岡国際医療福祉大学 教授

飛松 省三 著

南 山 堂

改訂2版の序

　本書の初版が刊行されてから満5年が経過しました．初版の目的は，初学者が手に取りやすいようなボリュームで，通読することが苦にならない脳波判読書としました．そのため，基本的な判読方法から所見の書き方までを一冊で「早わかり」できるよう，平易でポイントをおさえた表現を心がけました．また，脳波は典型的な波形サンプルを知ることが重要なので，そういった波形をできるだけ多く載せました．幸い，初版のコンセプトは多くの方から受け入れられたことは，著者として喜ばしい限りです．

　デジタル脳波計の技術的な面あるいは判読手法に関しては，ほぼ飽和した感があります．しかし，この5年でてんかん分類が大幅に改訂され，脳波用語集も改訂されました．そこで，今改訂にあたっては，1) 国際抗てんかん連盟のてんかん新分類（2017年）の紹介とそれによる用語の変更，2) 国際臨床神経生理学連合の脳波用語集（2017年）の紹介，3) 睡眠脳波新分類の紹介，を加えました．

　本書が初版に続いて，読者諸賢のお役にたつことを願ってやみません．

　2021年3月

　　　　　　　　　　　　　　　　　　　　　　　　　飛 松 省 三

初版の序

　脳の検査についてはCTやMRIなどの画像検査の進歩により，形態的な検査が重要視されています．しかし，機能的な面を検査する脳波の重要性は失われていません．逆に形態検査で異常所見が検出されないときに，脳波はその威力を発揮します．したがって脳波は，画像では捉えにくいてんかんや意識障害時の診断に必須の検査です．

　私が脳波に初めて接したのは，九州大学医学部脳研神経内科に入局して病棟医になった1980年6月のことです．その当時，加藤元博 九州大学名誉教授，柴崎浩 京都大学名誉教授がおられ，脳波学の手ほどきをしてもらいました．時がたち，神経内科の研修医に脳波を教える立場になりました．頭を常に悩ませているのが，波形から脳機能をどう解釈してもらうかです．CTやMRIは，さほど経験がなくても，異常所見を見つけるのは難しくはありませんし，臨床との対応も簡単につけられます．ところが脳波は，心電図とは異なり正常所見が分かりづらく，異常所見との区別が判断しにくいことがあります．また，脳波は，異常波形が分かっても，脳機能と関連づけをしようとすると知識や経験が必要となります．初学者にとって，脳波特有の用語や表現方法は難解で，敬遠されがちです．

　脳波の最近のトピックスは，デジタル脳波計の活用です．アナログ脳波計ではできなかったリモンタージュ機能やリフィルタリング機能を活用した新しい脳波判読が可能となりました．つまり，疑わしい所見を見つけたときに，モンタージュや感度を適宜変えながら，多面的に所見を検討できるようになりました．こうすることによりアナログ脳波計では見逃していた所見も見つけられるようになりました．

　このような現状を踏まえ，初学者が手に取りやすいようなボリュームで，通読することが苦にならない脳波判読書を企画しました．本書では，基本的な判読方法から所見の書き方までを一冊で「早わかり」できるよう，平易でポイントをおさえた表現を心がけています．また，脳波は典型的な波形サンプルを知ることが重要なので，そういった波形をできるだけ多く載せました．

　本書が，脳波は苦手だなと思いつつも，どうしたら判読できるようになるのか

悩んでいる神経内科医，脳外科医，精神科医，臨床検査技師などの脳波に関心をもつ方にお役に立てば幸いです．

　なお，本書の企画・編集でお世話になった南山堂編集部　古賀倫太郎氏のご協力により，この本は完成しました．この場を借りて感謝申し上げます．

　2016 年 4 月

飛 松 省 三

目　次

18 検査技師と脳波判読医の双方向通信 147

19 脳波の判読手順と所見の記載 159

20 国際臨床神経生理学連合脳波用語集
（2017 年改訂版 翻訳）　　171

1 脳波を楽しもう！

Ⅰ 脳波の歴史

　脳波 electroencephalography（EEG）は 1929 年，ドイツの精神科医 Berger により発見されました．彼は 1929～1938 年に「ヒトの脳波について」という 14 編の論文を公表し，第 1 報には 1924 年に最初の記録をしたという記載があり，第 2 報では α 波，β 波を命名しています[1]．当時は末梢神経の研究が盛んで，Berger の記録した脳波はすぐには受け入れられませんでした．しかし，1933 年にイギリスの高名な生理学者でノーベル賞受賞者でもある Adrian が追試し，翌年に英国生理学会で自ら被験者になって実演したことによって，世界的に認知されるようになりました．さらに 1935 年，ボストンの Gibbs らがてんかん小発作の患者が発作時に 3 Hz 棘徐波複合を示すことを発見したことは，脳波研究に拍車をかけました[2]．

　脳波装置も最初は一定の規格がありませんでしたが，1948 年には実用的で移動も容易な 8 素子（チャネル）の脳波計が製造されるようになりました[2]．その後，多チャネル化が進むとともに，最近は，アナログ信号をすべてデジタル化したデジタル脳波計の時代となりました[3]．

Ⅱ 脳波を楽しむには

　脳波の有用性をよく理解している神経内科医ですら，近年は脳波よりも画像所見を重視するようになってきました．おそらく，脳波を自在に読みこなすには，脳波に対する経験と臨床的知識が不可欠であり，初心者にとって，これはとても長く困難な道のように思えるからでしょう．しかし，本当にそうなのでしょうか．私なりにその理由を考えてみました．最も考えられるのが環境の変化です．私が

研修医の頃は，脳波は必須であり，脳波を教えられるシニアの医師が数多くいました．今は，脳波専門医と呼ばれる医師は少数派であり，施設によっては，脳波を指導できる医師がいません．独学で脳波を学ぶことは困難であり，良き先達が必要です．この本は，その良き先達になるよう，どこからめくっても，どこから始めても理解できるように工夫しました．キーワードは次の3つです．①脳波でよく使われる表現を覚える，②導出法の特徴を理解する，③脳波のどこに目をつけるかを学ぶ，です．脳波をただの波形分析として捉えると退屈で面白くありません．脳機能のダイナミックスを知るには，最小限度の事を頭に入れておくと楽しく脳波を読めるようになるのではないでしょうか[4~6]．

2 脳波の発生機序

I 脳電位の発生機序 [7～9]

1 上行性網様体賦活系の意義

　意識の維持には，中脳にある上部脳幹網様体，視床非特殊核，広汎視床投射系からなる上行性網様体賦活系が重要です．実験的に中脳の部分で脳幹を切断したネコは昏睡状態となり，脳波は高振幅の徐波となります．逆に中脳網様体に反復電気刺激を加えると睡眠中または浅い麻酔中の動物は，その行動面からも覚醒し，脳波も低振幅の速波となります．

2 大脳皮質大錐体細胞とシナプス後電位

　脳波は脳の電位変動（交流成分）を表しており，この電位変動に大きな役割を果たしているのはニューロン活動です（図2-1）．直径1cmの皿電極から記録される脳波は，数100万個（約6cm^2）の神経細胞の集合電位と推定されています．
　脳波の発生源は，視床非特殊核のインパルスにより大脳皮質V層にある大錐体細胞に生じるシナプス後電位であり，電位的には深部の細胞体と表層の尖端樹状突起とで電流双極子 current dipole を形成しています．多数の錐体細胞が同期して生じる電場変化［興奮性シナプス後電位 excitatory postsynapic potential（EPSP）と抑制性シナプス後電位 inhibitory postsynapic potential（IPSP）］の総和が脳波の主成分ですが，EPSP の関与が大きいと考えられています（図2-1）．

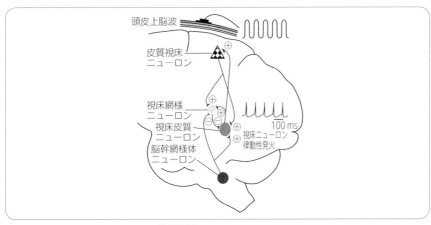

図2-1 脳波の発生機序

上行性網様体賦活系，視床および大脳皮質ニューロンの機能が統合されて正常脳波が発生します．

(文献9) より)

Ⅱ 正常脳波リズムの発生機序 [7~9)]

1 律動性振動

　脳波は 10 Hz 前後の α リズムを代表とする律動性を呈するのが特徴です．脳波のリズムは視床で形成され，視床は脳幹網様体賦活系の影響を受けるため，脳波は覚醒・睡眠状態や意識レベルにより変化します．

　脳波律動の周波数は視床ニューロンの膜電位水準に依存しており，脱分極状態では速波（β）帯域，中等度の過分極状態では睡眠紡錘波，深い過分極ではデルタ波帯域の周波数を示します．この視床ニューロンの膜電位水準は，覚醒レベルを調節する脳幹網様体ニューロンの活動性によって制御されます．病的状態においても大脳皮質や視床，その他の脳構造のニューロン機能障害によって変化します．

2 リズム発生に関与する脳構造とニューロン回路

　大脳皮質大錐体細胞と視床皮質ニューロン間には相互の線維連絡（反響回路）

があります．皮質大錐体細胞に投射する視床皮質ニューロンには視床網様核ニューロンから GABA を伝達物質とする抑制性入力が送られます．皮質大錐体細胞からは軸索側枝が視床皮質ニューロンおよび視床網様核ニューロンへ延びてグルタミン酸を伝達物質とする興奮性投射があります．また，視床皮質ニューロンは視床網様核ニューロンへ軸索側枝を出して興奮性入力を送っています．この回路には脳幹（中脳・橋）網様体によってアセチルコリンを伝達物質とする活動性制御が行われています．すなわち脳幹網様体ニューロンからは視床皮質ニューロンへは興奮性，視床網様核ニューロンへは抑制性の制御が行われています（**図2-1**）．

III 脳波の構成成分 [10)]

1 α 波

　脳波は各種の周波数成分から構成されています（**図2-2**）．通常の脳波測定で

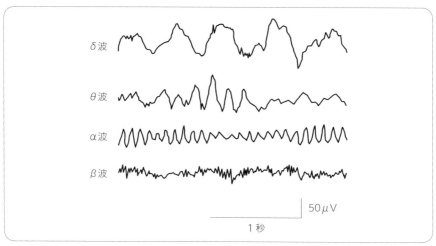

図2-2 脳波の分類

周波数により α〜δ 波の4つの成分に分けられます．よく見ると δ 波には θ 波も重畳しています．

（文献10）より）

観察される波形は，これらの構成要素のうち特に目立つ優勢な成分が記録されたものです．α波は，8〜13 Hz の周波数で安静，覚醒，閉眼状態で健常人の後頭部優位に出現します．振幅は個人差もありますがおよそ 50 μV 前後です．α波は 1929 年にドイツの Berger によって β 波とともに命名され，脳波の中で最も知られた成分です．

2 徐波と速波

徐波 slow waves は α 波より周波数が低いという意味で，δ 波（0.5〜3 Hz）と θ 波（4〜7 Hz）に分けられます．両者とも覚醒状態にある正常成人の安静閉眼時には，ほとんど出現しません．徐波は生理的には，幼小児の脳波，睡眠時の脳波に見られ，病的状態としては，てんかん，脳腫瘍，脳血管障害などの器質脳疾患，意識障害，低酸素状態，低血糖状態など種々の脳機能障害の際に出現します．

速波 fast waves は α 波よりも周波数が速い波を総括したものです．β 波（14〜30 Hz）と γ 波（30 Hz 以上）がありますが，γ 波は通常の脳波判読では解析の対象になっていません．β 波の振幅はおよそ 20 μV くらいであり，振幅が 50 μV 以上大きい場合には異常と見なされます．速波は正常成人の覚醒時に見られるほか入眠時，薬物使用時にも見られ，病的な場合としては，精神遅滞，頭部外傷，脳手術後などに見られます．

🔍 ここに目をつけるポイント！

1 脳波は覚醒・睡眠状態や意識レベルにより変化する．
2 δ 波と θ 波は覚醒状態にある正常成人の安静閉眼時にはほとんど出現しない．

3 脳波計の基礎

I アナログ脳波計

　アナログ脳波計は頭部に置いた脳波記録電極（図3-1A）とそれを入力する電極箱（図3-1B）と脳波計本体（図3-1C）から構成され，ペンにより脳波が記録されます（図3-1D）．アナログ脳波計はチャネルごとに増幅器があり，較正（calibration）を描くことで，記録条件の均一性を確認しています（図3-2）．

　1ページ目に較正信号が入力されています．次の7つの項目を必ずチェックしてください[2,11]．

1）紙送りスピードpaper speed：通常は3cm/秒です（図3-2①）．睡眠ポリ

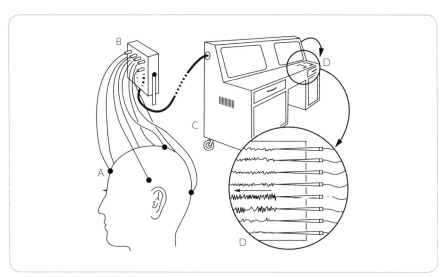

図3-1 脳波の記録法

A：頭部に置いた脳波記録電極，B：電極箱，C：脳波計，D：記録器とその拡大図（ペンにより脳波が記録されます）
（大熊輝雄：臨床脳波学，第5版，医学書院，1999より）

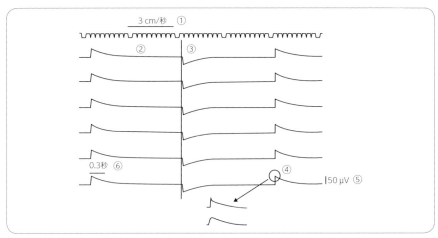

図3-2 脳波の較正

記録の1頁目と最後の頁に各チャネルの較正波形を描くことになっています.

グラフ検査のときは 1.5 cm/秒になります.

2）基線 baseline：基線の揺れがないかどうかを見ます（図 3-2 ②）.

3）ペンの配列 pen alignment：ペンは等間隔に配置され, すべてのペンの配列が頭から揃っているかどうかを見ます（図 3-2 ③）.

4）ペンの慣性 damping：ペン圧が低いとオーバーシュート（ヒゲのように跳ねる）, 高いとアンダーシュート（先が丸くなる）となります（図 3-2 ④）.

5）感度 sensitivity：振幅は $50\,\mu\text{V}/5$ mm ですが, 脳死の判定のときは4倍以上に感度を上げます. 実際的には $10\,\mu\text{V}/5$ mm にすれば問題ありません（図 3-2 ⑤）.

6）時定数 time constant（TC）：低周波数フィルタです. 入力信号が 1/e（自然対数の底）すなわち約 1/3 に減衰する時間を指します. 時定数が 0.3 秒のとき 0.53 Hz, 0.1 秒のとき 1.59 Hz 以下の波がカットされます [TC= $1/2\pi\text{F}$（F：周波数）]（図 3-2 ⑥）.

7）高周波数フィルタ（60 or 30 Hz）を入れた場合は記載があります.

Ⅱ デジタル脳波計

デジタル脳波計はアナログ脳波計と異なる発想で設計されていますので，違いを簡単に説明します（図3-3）[12].

1 A/D 変換

A/D 変換はアナログ信号からデジタル信号への変換を意味します．一定間隔の時刻に，アナログ量を取り込むことを標本化（サンプリング）といいます．時間間隔が短い［サンプリング周波数（Hz）が高い］ほど，厳密な波形再現が可能になります．臨床脳波では 200 Hz 以上のサンプリング周波数を用いる必要があります．

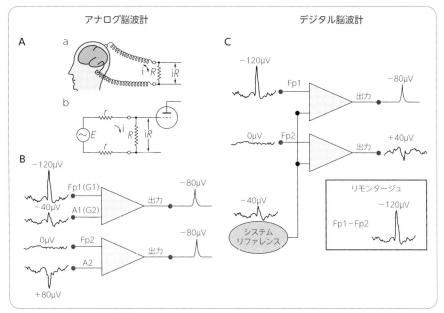

図3-3 アナログ脳波計とデジタル脳波計の違い

アナログ脳波計では出力チャネルごとに増幅器があり，後からモンタージュを変更できません．一方，デジタル脳波計では，システムリファレンスにより，脳波再生時にリモンタージュが可能となります．

（文献 12）より）

2 システムリファレンス

　アナログ脳波計はチャネルごとに増幅器がありましたが，デジタル脳波計は電極の数だけ増幅器があります．その増幅器の基準は，システムリファレンスと呼ばれ，機種により例えば C3，C4 の平均電位，FCz（10-10 法）などが用いられています（**図 3-3**）．ここを基準とした測定により，リモンタージュが可能になります．

4 脳波の導出法

I 電極の配置法

電極配置には国際的取り決めがあり，国際 10-20 法と呼ばれています．図 4-1 に示すように，頭皮上に 19 個の電極と両側耳朶の前面に 2 個，計 21 個の電

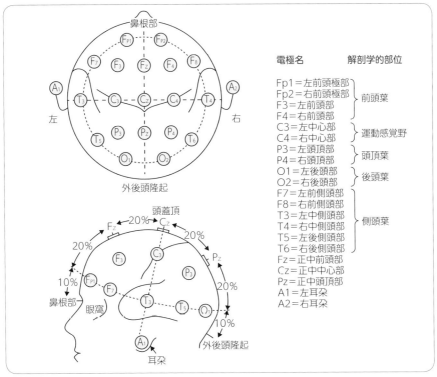

電極名	解剖学的部位
Fp1＝左前頭極部	前頭葉
Fp2＝右前頭極部	
F3＝左前頭部	
F4＝右前頭部	
C3＝左中心部	運動感覚野
C4＝右中心部	
P3＝左頭頂部	頭頂葉
P4＝右頭頂部	
O1＝左後頭部	後頭葉
O2＝右後頭部	
F7＝左前側頭部	側頭葉
F8＝右前側頭部	
T3＝左中側頭部	
T4＝右中側頭部	
T5＝左後側頭部	
T6＝右後側頭部	
Fz＝正中前頭部	
Cz＝正中中心部	
Pz＝正中頭頂部	
A1＝左耳朶	
A2＝右耳朶	

図4-1 国際 10-20 法による電極配置，電極番号および部位名称

前後方向は鼻根部（nasion）と外後頭隆起（inion），横方向は左右の耳介前点を結び，それぞれを 10 等分します．計 19 個の電極を頭皮上に配置します．奇数は左側，偶数は右側を示します．A は耳朶を表します．

（文献 9）より）

極を装着します．10 - 20 法の利点は，1）頭囲の大きさに関係なく，左右差なく一定の部位に電極配置ができる，2）何度検査しても同一部位に配置できる，3）電極に対応する大脳の解剖学的部位の対応が確認されている，ことです．

Ⅱ 差動増幅と極性

　脳波はグリッド 1 の電極とグリッド 2 の電極の電位差（差分）を測定します．これにより同相信号（交流雑音）は相殺され，異相信号（脳波）が検出されます．脳波計では上向きの振れが陰性で，下向きが陽性です．脳波はグリッド 1 とグリッド 2 の電位差（引き算）をみているので，陰性か陽性かは相対的なものです（図 3-3 参照）．例えば，グリッド 1 の電位が $-120\mu\mathrm{V}$，グリッド 2 の電位が $-40\mu\mathrm{V}$ なら脳波計には $-120\mu\mathrm{V}-(-40\mu\mathrm{V})=-80\mu\mathrm{V}$，すなわち陰性の上向きの振れとして記録されます．同じ $-80\mu\mathrm{V}$ の振れは，極端な話グリッド 1 の電位が $0\mu\mathrm{V}$，グリッド 2 の電位が $+80\mu\mathrm{V}$ でも起こり得ます．極性は相対的であると肝に銘じておきましょう．

Ⅲ 導出法と電位分布 [13]

1 基準電極導出 referential derivation

　耳朶を基準とするので，左右差，半球性の異常を見つけやすい特徴があります．ただし，必ずしも耳朶の電位は 0 ではなく［**活性化！**（電位の波及）］，正確な電位分布を示さないことがあります（図 4-2）．したがって，単極 monopolar 導出という言葉はできる限り避け，基準電極導出と呼ぶほうがよいでしょう．側頭葉てんかんでは耳朶の活性化が起こりやすいので，要注意です．

2 双極導出 bipolar derivation

　2 つの電極間の電位差を見る（相対振幅）ので，位相逆転 phase reversal により局在性の異常を見出しやすい利点があります（図 4-2）．ただ，注意しなければ

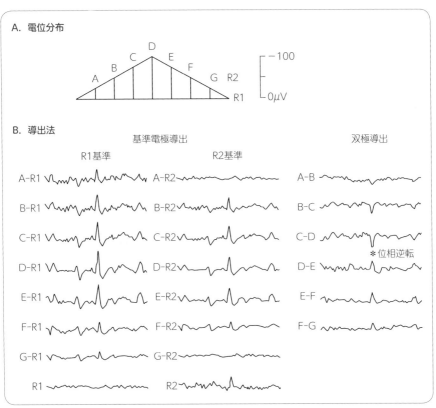

図4-2 基準電極導出法と双極導出法の特徴

棘波の最大がDの電極にあったとすると（A），その局在決定には，基準電極導出法では最大電位（B左），
双極導出では位相逆転（B右）が指標となります．　　　　　　　　　　　　　　　　　　（文献9）より）

ならないのは，2つの電極の電位差が小さいと振幅が低下し，平坦に見えることで
す．平坦なら2つの電極が等電位ということを頭に入れておいてください．

3 平均電位基準 average potential reference（AV）法

　全電極から導出した脳波電位の平均値を基準とするものです．どれか一つの電
極に大きな入力（アーチファクト）が混入したり，ある程度広がりをもった高振
幅の電位があると，全導出に影響します（**活性化！**）．

4 発生源導出 source derivation（SD）法

　SD 法はある電極から導出される電位のうち，この電極を取り囲む周囲の他の部位から波及する電位成分を相殺することにより，その電極直下の成分だけを的確に検出しようとする方法です [13]．基準電極が各電極の近傍の電極の電位の平均値になるので，狭い範囲に局在する脳波所見の検出には最も優れています．しかし，基準電極の重みづけなどに人為的要素が加わるので，生理学的解釈には注意が必要です．また，振幅が小さくなります．

5 脳波の局在決定法

　図 4-2 を例にとって説明します．てんかん焦点が D の電極を最大とする電位分布（図 4-2A）を取ったとします．基準電極導出法（図 4-2B 左）では耳朶（R1）の電位がほぼゼロならば，最大振幅を示す導出（D-R1）により D が焦点だと判定できます．しかし，耳朶の活性化が起こり，耳朶に電位が生じ R2 レベルになると波形が影響を受けます（D-R2）．その結果，視察分析では判定が難しくなります．この欠点を補うのが双極導出法です．位相逆転（＊）により，最大電位の場所（D）が決まります（図 4-2B 右）．また，双極導出では，タテ（longitudinal）とヨコ（transverse）の電極配置から電位分布を頭の中に思い描くこと——頭皮上マッピングが大事です（図 4-3）[14]．局在性の異常を見出したときは，電位分布を必ず推定する習慣をつけてください．一つ忘れてならないのは，脳波所見は導出方法に関わらず一致するということです．モンタージュ montage が変わったら，必ず所見の再確認をしましょう（図 4-2, 3）．所見が一致しない，あるいはモンタージュを変えたときにその所見が認められない場合は，デジタル脳波計で記録していればリモンタージュしてみましょう．

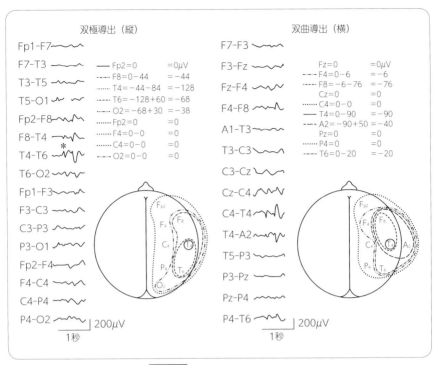

図4-3 鋭波の等電位マップ

縦方向の双極導出で記録された鋭波（左）と同時期に横方向の双極導出で記録されたもの（右）を示します．T4で最高電位であることは縦の導出で位相逆転（＊）があることからわかります．各脳波記録の右にあるのは各電極の電位を基に計算した各電極の電位です．これを基にして等電位マップが作成できます．

（文献14）より一部改変）

ここに目をつけるポイント！

1 双極導出では，タテ（longitudinal）とヨコ（transverse）の電極配置から電位分布を頭の中に思い描くこと——頭皮上マッピングが大事．

2 脳波所見は導出方法に関わらず一致する．

3 平坦なら２つの電極が等電位ということを頭に入れておく．

4 振幅と極性は相対的であると肝に銘じておく．

5 脳波でよく使われる表現

I 脳波特有の用語 [4~6)]

1 律動，律動的 rhythm, rhythmic

0.5～1秒ほど一定の周波数の波が連続すると，人間の目には脳波が律動的に見えます．後頭部のα波や睡眠紡錘波などが代表例です．

2 活　動 activity

脳波全誘導に出現するあらゆる種類の脳波背景活動を指します．

3 覚醒度 vigilance

脳波は時々刻々と変化するため常に覚醒度を考慮しながら，読む必要があります．後頭部のα波の連続性が乏しくなったり，その周波数が遅くなり，振幅が低下すると覚醒度が低いということになります．このときに徐波が出現しても覚醒度が高いときに出現する徐波に比べて病的意義はありません．

4 同期的 vs. 非同期的 synchronous vs. asynchronous

徐波や棘徐波複合が左右両半球にほぼ同時に出現する場合，徐波や棘徐波複合が両側同期的に前頭部優位に出現するなどと表現します．一方，このような徐波の非対称性（左右どちらかが振幅が大きい）が明らかな場合，非同期的に出現するという表現を使います．一方，脱同期 desynchronization は，同期して出てくるα波が開眼により覚醒度が上がり，視床-皮質間の脱同期により抑制されるときなどに使います．

5 間欠的 vs. 持続的　intermittent vs. continuous（persistent）

　徐波が不規則な間隔で群発 burst 状に出現する場合を間欠的といい，前頭部間欠性律動性δ活動 frontal intermittent delta activity（FIRDA）がその代表です．ほぼ連続的に出現する場合（90％以上）を持続的と表現し[15]，持続性多形性δ活動 persistent polymorphous delta activity（PPDA）がその代表です．間欠的に出現していても，一定の間隔で出る場合は周期的 periodic という言葉を使います．Creutzfeldt-Jakob 病の周期性同期性放電 periodic synchronous discharges（PSD）がその典型です．PSD よりもっと間隔が短くなると反復性 repetitive という表現になります．

6 反応性　reactivity

　開眼，音，光，痛み刺激に対する脳波の反応性を指します．反応性がないとそれだけ異常の程度が強いことを意味します．

7 まれに　rare，ときに　occasional，しばしば　frequent

　種々の活動の出現頻度を表します[4]．「まれに」は記録の 1％以下，「ときに」は 10％以下，「しばしば」は 50％以下です．まれに出現する活動は脳波所見用紙に記載しても，脳波異常判定の程度には重きをおかないほうが無難です．

8 振　幅

　振幅には次のような基準があります．低振幅 low amplitude $< 20\mu\mathrm{V}$，中等振幅 moderate amplitude $20 \sim 80\mu\mathrm{V}$，高振幅 high amplitude $> 80\mu\mathrm{V}$，です．

　振幅 $100 \sim 150\mu\mathrm{V}$ 程度のδ波と具体的に記載するのもよいですが，高振幅のδ波と書いても構いません．

Ⅱ 脳波所見記載時に必要な用語 [4~6)]

1 優位律動 dominant rhythm

　優位律動とは脳波のすべての背景活動を構成する各種の周波数成分のうち，いちばん時間的に多く出現している周波数成分のことです．健常成人の安静覚醒閉眼時では通常，後頭部優位に出現する α 波が優位律動となります．その周波数（Hz），振幅（μV），分布，左右差の有無，出現量，刺激（開閉眼）や各種賦活法による変動性を注意深く観察します．

2 背景活動 background activity

　優位律動以外に混入する徐波と速波も重要です．正常ではウトウト状態 drowsy state にならない限り θ，δ 波は出現しません．ただし，加齢の影響で側頭部に θ が 10% 程度出現することは許容範囲です．前頭部には低振幅の β 波が出現することがあります．

3 突発波 paroxysmal waves

　背景活動から浮き立つ波で，棘波 spike，鋭波 sharp wave，棘徐波複合 spike and wave complexes などを指します（図 5-1）．棘波は 持続が 20~70 ms，鋭波は 70~200 ms です．持続時間により定義されていますが，生理的意義はどちらも易興奮性 irritable の状態，すなわちてんかん原性である可能性を示唆します．時間的に間欠的に出現する徐波群発は，突発波とよく間違われますが，棘波や鋭波が重畳していない限りはてんかん原性と判断しないように注意してください．

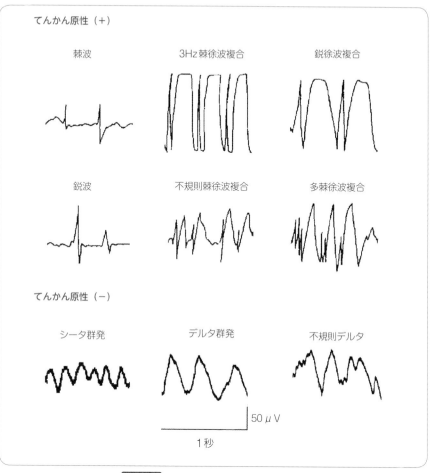

てんかん原性（＋）

| 棘波 | 3Hz棘徐波複合 | 鋭徐波複合 |

| 鋭波 | 不規則棘徐波複合 | 多棘徐波複合 |

てんかん原性（－）

| シータ群発 | デルタ群発 | 不規則デルタ |

50μV

1秒

図5-1 主な異常波の種類（模式図）

てんかん原性とそうでない波形を見極める必要があります．

（文献3）より）

 ここに目をつけるポイント！

1 脳波特有の用語を頭に入れておく．

2 健常成人の安静覚醒閉眼時では，通常，後頭部優位に出現するα波が優位律動となる．

6 アーチファクト

　体動，眼球運動，筋電図，心電図，脈波などのアーチファクトをいかに脳波と鑑別するかは非常に重要です．見て明らかなアーチファクトもあれば脳波とまぎらわしいものまで種々様々です．簡単な見分け方として，脳波は広がりをもった電位分布（2個以上の電極で記録される）を示しますが，電極のアーチファクトは広がりがなく1個の電極で説明できます（図6-1）．脳波計のチャネルに余裕があれば，垂直・水平方向の眼球運動，心電図をモニターしておけばアーチファクトとの鑑別に便利です（図6-2）．

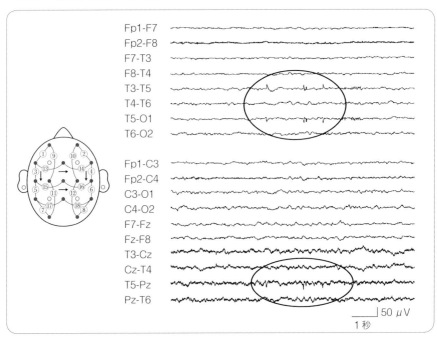

図6-1 アーチファクト

T5に陽性の棘波様アーチファクトを認めます．アーチファクトとした理由は，電位がT5のみに限局しているためです．もし，棘波なら広がりがあるため，F7-T3に陰性棘波が認められるはずです．

（文献4）より）

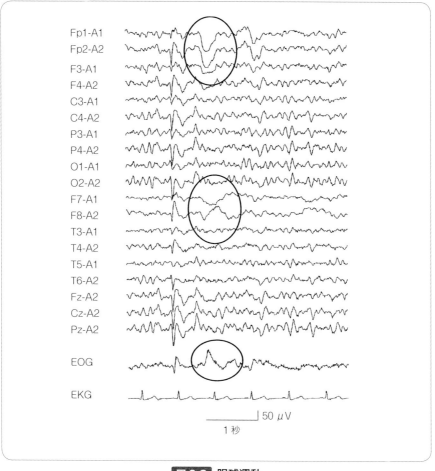

図6-2 眼球運動

眼球運動（EOG）や心電図（EKG）をモニターしておくとアーチファクトとの鑑別に有用です．網膜は静止膜電位によりマイナスに帯電しています．その結果，角膜はプラスとなり電流双極子が形成されます．九州大学病院検査部脳波室では，右下眼瞼内側と右上眼瞼外側を結び垂直・水平方向の眼球運動を記録しています．今，仮に眼球が上転すればプラスが近づくため，Fp1 と Fp2 には下向きの陽性の振れとして眼球運動は記録されますが，下眼瞼内側の記録電極では上向きの陰性の振れとなります．つまり，Fp1，Fp2 と下眼瞼の記録電極が同位相なら脳波，逆位相なら眼球運動ということになります．同様に水平方向の眼球運動は F7 と F8 で逆位相となります．つまり，眼球が右に動けば，F8 が陽性，F7 は陰性電位となります．本例では，垂直および水平方向の眼球運動（斜め方向）があり，Fp1，Fp2 と EOG は逆位相なので，上向きの眼球運動ということになります．同様に F7 と F8 が逆位相であり，左方向に動いたことがわかります．

（文献 4）より）

覚醒時脳波

I 健常成人 [2, 9, 16]

　脳波は年齢依存性の変化を示しますので，**表7-1**に正常所見の基準をまとめます[16]．覚醒，安静時の成人（25～65歳）の脳波所見は，①閉眼状態で左右対称性のα波（10 Hz前後，30～50 μV）が後頭部優位（優位律動dominant rhythm）に出現する，②優位律動は開眼，音，痛み刺激，精神活動により減衰し（α減衰，αブロッキング）（**図7-1**），睡眠期には減少・消失する，③左右対称部位でのα波の振幅差は50%以内，周波数差は1 Hz以内であり，④低振幅β波（10～20 μV）が前頭部優位に認め，⑤てんかん発作波や徐波などの異常波形を認めない，ことです．また，正常特殊型として数%に低振幅速波波形があります（**図7-2**）．

表7-1 年齢別正常覚醒脳波所見

3ヵ月	後頭部に律動性θ波が出始める
1～1.5歳	α周波数出現
5～6歳	α波とθ波の量がほぼ等しくなる
8歳	8～9 Hzのα波が優位
	前頭・側頭部にはかなりのθ波があってもよい
12歳	中および後側頭部にθ律動があってもよい
15～25歳	α波とβ波
	若年者後頭部徐波
	徐α異型律動
	時に側頭部にθ波
25～65歳	成人（本文参照）
65歳～	組織化軽度不良
	スローα
	側頭部に低振幅θ波（特に左）

（文献16）より）

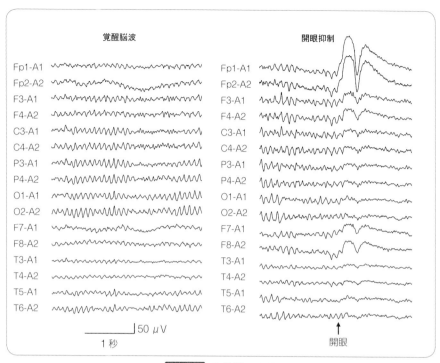

図7-1 正常覚醒脳波

後頭部優位に α 波が律動的に出現し，振幅の漸増・漸減（modulation）があります（左）．開眼により α 波は抑制されます（右）．刺激に対して反応性があることが正常な α 波の特徴です．

Ⅱ 高齢者

65歳以上の脳波を指しますが，45歳以降には側頭部に少量の低振幅 θ（特に左）が出現するようになります[17, 18]．高齢者の脳波の特徴は，優位律動の周波数が加齢とともに遅くなり，8~9 Hz となることです[17, 18]．

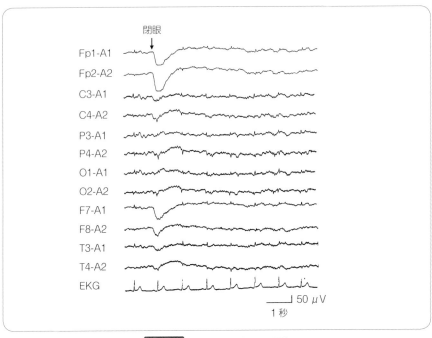

閉眼

| Fp1-A1 |
| Fp2-A2 |
| C3-A1 |
| C4-A2 |
| P3-A1 |
| P4-A2 |
| O1-A1 |
| O2-A2 |
| F7-A1 |
| F8-A2 |
| T3-A1 |
| T4-A2 |
| EKG |

50 μV

1秒

図7-2 正常者の低電圧脳波

閉眼直後で最も α 波が出現しやすい時期の記録ですが，全導出部位とも α 波はほとんど出現せず，ほぼ平坦に近い脳波で，10 μV 以下の速波がわずかに出現します．心電図のアーチファクトが見られます．

(大熊輝雄：臨床脳波学．第5版，医学書院，1999 より改変)

III 小 児 [2, 16, 19]

3ヵ月で後頭部に律動性 θ が出始めます．1〜1.5歳で α 波が出現します．5〜6歳で α 波と θ 波の量がほぼ等しくなります．8歳では8〜9 Hz の α 波が優位となります．前頭・側頭部にはかなりの θ 波があっても異常とみなされません．12歳でも，側頭部に θ 波があっても問題ありません．15〜25歳では，ほぼ成人と同じ9〜11 Hz の α 波となりますが，若年者後頭部徐波 posterior slow waves of youth や，徐 α 異型律動 slow α variants が見られます．時に側頭部に θ 波が出現しても構いません．

Ⅳ 健常成人の脳波の特徴

1 α波は覚醒度に鋭敏 [5, 12, 17]

　脳波検査を受ける患者さんは，緊張しているので，安静閉眼の状態では記録の1頁目からα波が出現します（図7-1左，7-3a）．しかし，暗い部屋で横になっていますので，ウトウト drowsy しやすくなります（図7-3b）．1頁目でα波が見られない場合は，病的な意識障害か正常であれば drowsy になっていますので，開閉眼をさせた頁を見ます（図7-1右）．音刺激により覚醒度を上げた頁でも構いません（図7-3c）．したがって，脳波を1頁目から順を追って時系列的に読み進めていく必要はありません．優位律動は脳機能，特に皮質の機能を表しますので，覚醒度が高い状態できちんと評価しなければなりません．

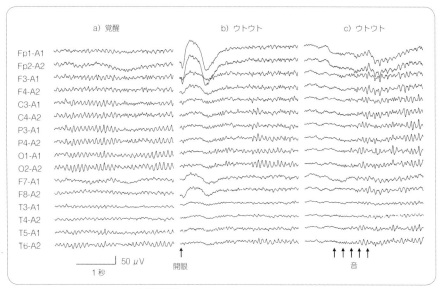

図7-3 覚醒度によるα波の変化

覚醒度が高い（a）と 10 Hz 前後の α 波が出現します．しかし，ウトウトしやすく，開眼（b）や音刺激（c）を与えないと優位律動が持続して出現しません．

（文献 12）より）

2 優位律動の分析

　基準電極導出での O1，O2 のチャネルを中心に見ます（**図7-3a**）．振幅，周波数，左右差，振幅の変動 modulation，漸増・漸減（waxing & waning の有無），組織化（organization，周波数変動の均一性）をチェックします．振幅は右のほうが左に比べやや大きい傾向がありますが，50% 以上の左右差がある場合，異常と判定します．周波数の左右差は，1 Hz 以上違わないと視察的にはわかりません（**図7-4**）．

　次に双極導出で優位律動の電位分布を見ます．基準電極導出では，耳朶の活性化が起こることがあり，分布を正確に評価できません（**図7-5左**）．基準電極導出でびまん性 α diffuse α という表現は，双極導出で分布に前頭部まで広がりが

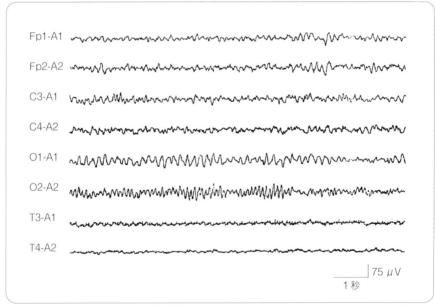

図7-4 優位律動の左右差

20歳男性で，左前頭葉に孔脳症があります．後頭部 α 波の左右差（右は 9.5 Hz で左は 6 Hz）が明らかです．

（文献 17）より一部改変）

26

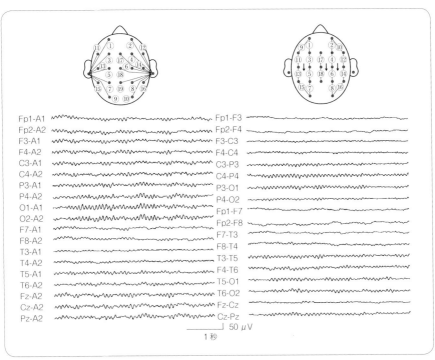

図7-5 優位律動の頭皮上分布

基準電極導出では α が後頭部優位ながらもびまん性に出現しています（左）．しかし，双極導出では側頭部では T5，T6，頭頂部では P3，P4 までの広がりしかないことがわかります．基準電極導出では，耳朶の活性化により α 波が前頭部まで広がっているように見えますので，要注意です． （文献5）より）

ない限り，極力避けてください．正常人での分布は側頭部では T5，T6，頭頂部では P3，P4 までです（**図7-5 右**）．F7，F8，F3，F4 まで分布が広くなっていると脳機能低下が示唆されます．

3 脳波の反応性

開眼により優位律動（α 波）は抑制されます（α ブロッキング；α-blocking）．これは，視床−皮質反響回路間の脱同期によるものです．一側で開眼による α 波の抑制が欠如する場合（Bancaud 現象）は，その半球の機能異常が示唆されます（**図7-6**）[17]．Drowsy のときに開眼させると覚醒度があがり，逆に α 波が出現します（奇異性 α；paradoxical α）（**図7-3b**）．

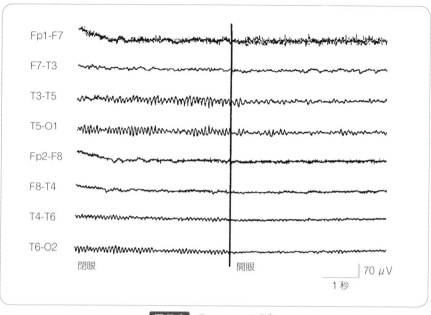

閉眼　　　　　　　　　　　　　　開眼　　　　　　　　70 μV

1秒

図7-6 Bancaud 現象

47歳男性で左側頭葉に悪性神経膠腫があります．左側の α 波の周波数が右に比べてやや遅く，組織化が
よくありません．開眼に対する反応性も不良で抑制が不良です．

（文献 17）より）

Ⅴ 異常と間違いやすい生理的リズム

1 若年者後頭部徐波 posterior slow waves of youth

　若年者では，後頭部に α 波に混じって 2〜3 Hz の徐波が見られます．2歳以下
あるいは 21 歳以上ではまれで，8〜14 歳で最もよく見られます．α 波と徐波が
重なることにより，棘徐波複合のように見えます．見分け方の一つは，優位律動
と同じ反応性を示すことです．つまり，開眼により抑制され，drowsy になると
消失します [19]（**図 7-7**）．反応性がなければ，後頭部の徐波と解釈されます．

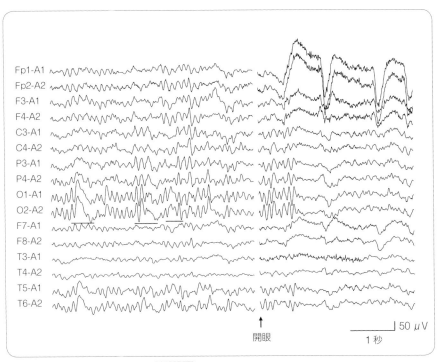

Fp1-A1
Fp2-A2
F3-A1
F4-A2
C3-A1
C4-A2
P3-A1
P4-A2
O1-A1
O2-A2
F7-A1
F8-A2
T3-A1
T4-A2
T5-A1
T6-A2

↑
開眼

50 μV

1秒

図7-7 若年者後頭部徐波

17歳女性で後頭部に三角形の徐波を認めます（左下線部）. 開眼で優位律動と同じく抑制されます（右）.

2 ミュー律動 Mu rhythm

　中心部（C3, C4）に出現する7〜11 Hzのα波に似たアーチ状の波です[20]. 4歳以下ではまれですが, 8〜16歳では成人で見られる頻度（18%）になります. 非対称に出現し, 尖って見えることがあります. α波とは異なり, 開眼で抑制されません. しかし, 反対側の手を握らせると消失します（図7-8）.

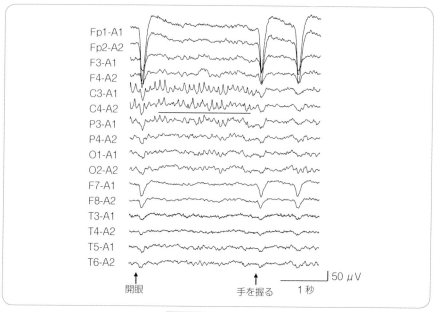

図7-8 ミュー律動

15歳健常若年者の脳波です．開眼で後頭部のα波は抑制されますが，中心部（C3, C4）に出現するミュー波（ギリシャ文字のμに波形が似る）は抑制されません．しかし，手を握らせると消失します．

（文献12）より）

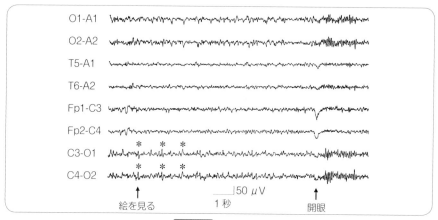

図7-9 ラムダ波

12歳健常女児の脳波です．開眼時に絵を見つめたりすると，両側後頭部に鋭波（ギリシャ文字のλに波形が似る）が出現します．後頭部に陽性電位として記録されます．

（文献19）より一部改変）

3 ラムダ波 lamda waves

　小児では開眼時や視覚パターンを見ていると，両側後頭部に尖った波が出現します（図7-9），これをラムダ波と呼びます[19]．衝動性眼球運動に関連した波であると考えられています．

👁 ここに目をつけるポイント！

1 優位律動は覚醒度が高い状態できちんと評価する．
2 生理的リズムは刺激に対して反応する．

8 睡眠脳波

I 健常成人

　睡眠脳波も年齢依存性の変化を示しますので，**表8-1**に正常所見の基準をまとめます[16]. 睡眠には浅い眠り，深い眠りといったいくつかの段階があります. 睡眠に入る直前には意識レベルは低下し，身体の動きも少なくなり全身の筋肉は弛緩します. 睡眠がだんだん深くなってくると，脳波の周波数は遅くなり α 波が消失し θ，δ 波が出現します. このように脳波の周波数が遅くなることから徐波睡眠（ノンレム睡眠）と呼ばれています. もう一つの睡眠がレム睡眠（REM睡眠）です. REMは急速眼球運動 rapid eye movement の頭文字を取ったものです. この睡眠のときには眼は閉じていますが，眼をきょろきょろ動かす運動，身体や頭を支える筋の緊張の消失があり，夢をみています.

　脳波からノンレム睡眠の段階をみると以下のように分類されます（**図8-1**）[9, 21]. 国際分類ではノンレム睡眠を4つの段階に分けています.

　第I期（入眠期）：ウトウトした状態です. 軽い刺激で覚醒状態に戻ることができます. α 波の周波数が遅くなって消失し，θ 波が出現します. 第II期に移行

表8-1 年齢別正常睡眠脳波所見

3ヵ月	睡眠紡錘波出現
5〜6ヵ月	頭蓋頂鋭一過波出現
	軽眠期に中心部に低振幅速波
	入眠期過同期出現
2歳	睡眠紡錘波両側同期性となる
3歳	睡眠紡錘波最も顕著
8歳	中振幅非律動性徐波
11歳	入眠期過同期消失

（文献16）より）

する時期には頭蓋頂鋭一過波 vertex sharp transient が出現します.

第Ⅱ期（軽睡眠期）：浅い眠りで寝息をたてる状態です．強い刺激を与えないと覚醒しません．θ波と同程度の周波数ですが，振幅は増加し，ときどき睡眠紡錘波 sleep spindle が見られます.

第Ⅲ，Ⅳ期（深睡眠期）：深い眠りで完全な眠りです．ゆり動かさなければ覚醒しません．高振幅δ波が見られます．第Ⅲ期では 2 Hz 以下で振幅が 75 μV 以上の徐波が記録の 20〜50% を占めます．第Ⅳ期では 2 Hz 以下で振幅が 75 μV 以上の徐波が記録の 50% 以上を占めます.

レム睡眠：第Ⅰ期に近い脳波を呈します.

安静覚醒脳波では，軽睡眠期まで覚醒度が低下することはありますが，深睡眠期になることは滅多にありません．もし，睡眠脳波が見られたときは，睡眠段階と全記録の何%くらいそういった状態にあったかを記載しておきましょう.

ノンレム睡眠とレム睡眠は平均 90 分程度で交代を繰り返します．20 歳代では，Ⅰ期 5〜10%，Ⅱ期 30〜50%，Ⅲ／Ⅳ期 20〜40% で，レム睡眠が 25% 程度です[9].

Ⅱ 高齢者

レム睡眠は加齢に伴い減少し，50 歳代では 20%，60〜70 歳代では 15% 程度となります.

Ⅲ 小 児

3ヵ月で紡錘波，5〜6ヵ月で頭蓋頂鋭波が出現します．小児では覚醒〜睡眠に至る変化が急で，予測不可能なことがあります．睡眠時に，異常と間違いやすい生理的リズムが出現するので，覚醒度の変化に気をつけて脳波を読む必要があります[21, 22]．過剰紡錘波 extreme spindle，入眠時過同期 hypnagogic hypersynchrony や出眠時過同期 postarousal hypersynchrony を異常と見誤らないようにしてください.

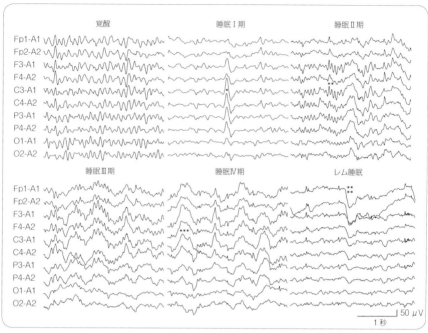

図8-1 脳波による睡眠段階の分類

安静閉眼時はα波が主体となります（左上段）．第Ⅰ期ではα波の振幅が低下し，比較的低振幅で種々の周波数（2〜7 Hz）の波が混じります．第Ⅱ期に移行する時期には頭蓋頂鋭一過波（*）が出現します（左中段）．第2段階では紡錘波（14 Hz，**），第Ⅲ期では2 Hz以下で振幅が75 μV以上の徐波（***）が記録の20〜50%を占めます．第Ⅳ期では2 Hz以下で振幅が75 μV以上の徐波が記録の50%以上を占めます．レム睡眠は急速眼球運動（∷）が出現します．

（文献9）より一部改変）

1 入眠時過同期 hypnagogic hypersynchrony

Drowsy stateで4ヵ月頃から11歳頃まで中心頭頂部優位に全般性に3，4〜6 Hzの高振幅徐波が律動的に出現します．時に棘波を混じることがあり，てんかん性の異常波と見誤ることがあるので，要注意です．よく見られるのは4〜9歳の年齢です（図8-2）．

2 頭蓋頂鋭一過波 vertex sharp transient

睡眠Ⅰ期に出現します．頭蓋頂を中心に高振幅の鋭波が出現します．特に2〜

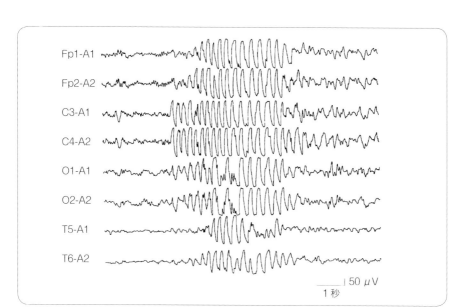

14歳健常女児で，10歳時に drowsy のときに突発性に徐波のバーストが出現し，その後経過観察中です．この年齢での入眠時過同期はまれです．

（文献 21）より一部改変）

4歳では高振幅で連続的に出現することがあり，突発波との鑑別が大事です（**図8-3**）．

3 紡錘波 spindle

睡眠II期に出現します．12〜14 Hz の紡錘波は前頭・中心部優位ですが，精神遅滞，脳性麻痺などでは，広汎かつ持続的に出現することがあり，extreme spindle と呼ばれています．

4 K複合 K complex

睡眠II期に出現します．頭蓋頂鋭一過波に似た陰性−陽性の2相性の高振幅の徐波に紡錘波が結合したような形の複合波[2] です．音などの感覚刺激で誘発されたり，自発性に出現することもあります．

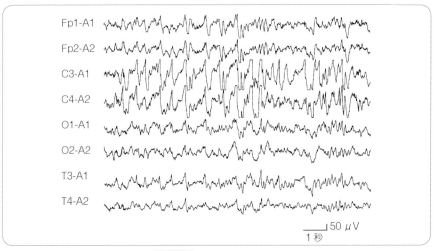

図8-3 頭蓋頂鋭一過波

11歳健常男児の脳波です．頭蓋頂鋭波が反復性に出現し，一部鋭波様に見えます．

（文献21）より一部改変）

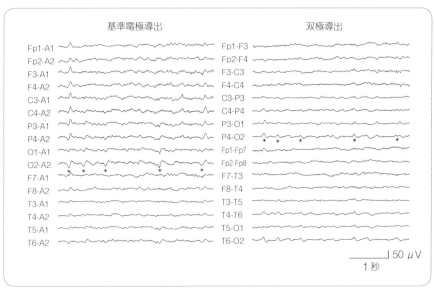

図8-4 後頭部陽性鋭一過波

17歳健常女児の脳波で，drowsyの時にPOSTSが出現しています．

（文献9）より）

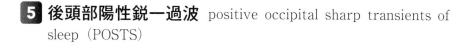

5 後頭部陽性鋭一過波 positive occipital sharp transients of sleep（POSTS）

POSTS は 4〜5 Hz の陽性鋭波で睡眠時後頭部に出現し，時に非対称性です．15〜35 歳でよく認められます．双極導出法では，O1，O2 の陽性電位が見かけ上陰性電位となって見えるので，棘波・鋭波と見誤ることがあります（**図8-4**）．

6 出眠時過同期 postarousal hypersynchrony

幼小児では，睡眠から覚醒する時に成人とは異なった反応を示すことがあります．乳児期では 2〜4 Hz の広汎性高振幅徐波が律動的，持続的に出現します．5〜6 歳になると振幅が低下し，4〜8 Hz の律動性徐波となります．

7 新睡眠分類

脳波の睡眠段階判定には，1968 年 Rechtscaffen と Kales（R & K）により標準化されたものが，広く普及していました[23]．最近は，2007 年に作成された米国睡眠医学会（American Academy of Sleep Medicine; AASM）による睡眠分類が広く用いられています[24]（**表8-2**）．R & K により提唱された睡眠段階（括弧書き）の名称のうち，段階3，4 が N3（N は NREM の略）としてまとめられました．脳波の判定基準に大幅な変更はありません．

表8-2 新睡眠分類（米国睡眠学会）

睡眠段階	特 徴
覚醒（Stage W）	8～13 Hz（通常，成人では 9～11 Hz）のα波が 1 エポック（30秒）の 50% 以上出現，閉眼時に後頭部領域優位，開眼により抑制 瞬目や眼球運動（共同運動で，不規則，急速）が混じる 筋電図トーヌスは正常か高振幅
ノンレム睡眠	
睡眠段階 N1（Stage 1）	α波振幅低下，8～13 Hz のα波が 1 エポックの 50% 未満 低電位で様々な周波数（low amplitude mixed frequency，LAMF）の脳波 頭蓋頂鋭一過波，中心部最大 緩徐な眼球運動（slow eye movements）
睡眠段階 N2（Stage 2）	紡錘波（spindles）（周波数 11～16 Hz，多くは 12～14 Hz，持続時間は 0.5 秒以上），通常，中心部最大 K 複合（K complex）の出現，持続時間は 0.5 秒以上，最大振幅は通常前頭部 眼球運動はほとんど消失
睡眠段階 N3 　睡眠段階 3（Stage 3） 　睡眠段階 4（Stage 4）	徐波活動が 1 エポックの 20% 以上 周波数 0.5～2 Hz，振幅は 75 μV を超える波形が 1 エポックの 20～50% 周波数 0.5～2 Hz，振幅は 75 μV を超える波形が 1 エポックの 50% 以上
レム睡眠（Stage R）	睡眠段階 N1 と類似した LAMF の脳波 2～6 Hz の鋸歯状の脳波（sawtooth wave），中心部で最大振幅となる 覚醒時より 1～2 Hz 遅いα波が出現 持続的な急速眼球運動 筋電図はすべての記録を通して通常最も低電位

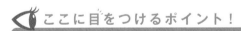 ここに目をつけるポイント！

1 各睡眠段階の脳波の特徴を覚える．

2 小児では，異常と間違いやすい生理的リズムが出現することに注意する．

9 賦活法

I 賦活法の意義

　安静閉眼時に得られる情報のみでは，てんかん発作波や局在性徐波などの異常を検出できないことがあります．安静時脳波には異常がなくても，過呼吸，光刺激，睡眠により潜在的な異常が誘発されます．これを脳波の賦活 activation といいます[9, 21, 25]．また，賦活法には入りませんが，開閉眼や音・痛み刺激などで，脳波の変化を観察することも大事です[26]．

II 過呼吸 hyperventilation

　1分間に20回程度の過呼吸を3分程度行わせます．過呼吸に伴い動脈中の二酸化炭素分圧が低下し，呼吸性アルカローシスが起こります．そのため脳血管が収縮し可逆的な脳虚血が生じて脳波変化が起こるとされています．高振幅の徐波が前頭部優位に全般性に出現し，この徐波化のことをビルドアップ build-up といいます．小児（8〜12歳）で顕著に認められます[25]（図 9-1）．徐波化しても大体1分以内に元の背景活動に戻ります．それを超えたら，何らかの機能的異常が疑われます．成人では小児ほどビルドアップは目立ちません．

　欠神発作の3 Hz 棘徐波複合を検出するのに有用です（図 9-2）．もちろん，その他の突発波の検出も可能です[27]．もやもや病では，いったん背景活動が元のレベルに戻った後，再徐波化 re-build up が起こります．しかし，もやもや病の診断がはっきりついているときは，過呼吸は禁忌です．

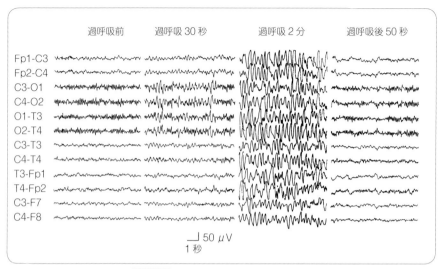

図9-1 過呼吸による著明な徐波化

9歳6ヵ月の女児例です．30秒の過呼吸で後頭部の徐波化が認められ，2分後には著明な徐波化となります．過呼吸を止めて50秒たつとほぼ元のレベルに戻っていますが，前頭部に徐波が少し残っています．

（文献21）より一部改変）

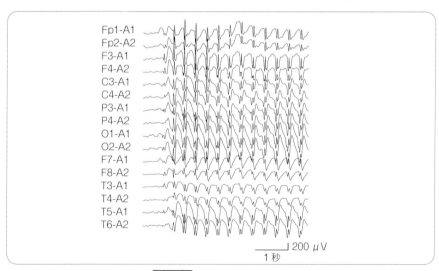

図9-2 3 Hz 棘徐波複合

8歳女児で，最近欠神発作が出現しています．過呼吸中に全般性に3 Hz 棘徐波複合が出現しました．その間，一点を凝視し，反応しなくなりました．

（文献25）より）

Ⅲ 光刺激 photic stimulation

　閉眼した被験者の眼前 20〜30 cm の位置から 1〜30 Hz のストロボスコープを
10 秒間点滅させます．光刺激を加えることにより通常は後頭部の α 波抑制が起
こります．点滅する周波数と一致あるいはそれと調和関係にある周波数の脳波が
賦活されることがあります．これを光駆動反応 photic driving response といいま
す（図 9-3）．被験者の後頭部 α 波の周波数に近い周波数刺激で光駆動反応が起
きやすいといわれています．光駆動反応は健常人にも観察される生理的反応（視
覚誘発反応）であり，明らかな左右差がなければ正常です．一側で光駆動が欠如

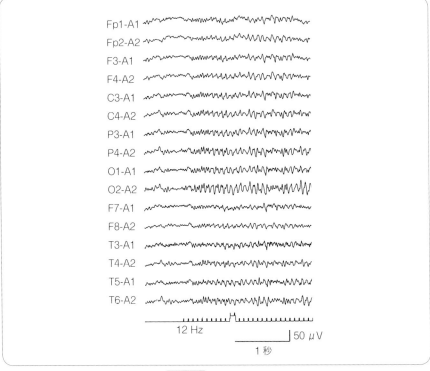

図 9-3 光駆動反応

健常成人で 12 Hz の光刺激に同期して光駆動を認めます．

（文献 25）より）

する場合は，その半球の機能異常が示唆されます．また，光駆動反応が観察されなくても異常ではありません．

　小児の数％に光感受性が見られ，光突発反応 photoparoxysmal response が出現します（**図 9-4**）．眼瞼のみが収縮する光筋原反応 photomyogenic response は，病的意義はありません．いわゆる「ポケモン・アニメ事件」（1997 年 12 月 16 日）の原因となったテレビ映像（パカパカ手法：青 / 赤 12 Hz 反復点滅刺激）は光感受性発作を誘発する強力な刺激映像です（**図 9-5**）．この中には，ルーチン脳波検査（光刺激，過呼吸を含む）で全くてんかん発作波を認めない症例がありました．つまり，単なる白黒の光刺激ではなく色（波長）感受性てんかんが存在することが示唆されました[28]．また，青 / 赤反復点滅刺激は光刺激より低頻度でも突発波の賦活効果があり，脳には強い影響を与えるものと考えられます（**図 9-6**）．同様の事件は 2012 年のロンドンオリンピックのプロモーションビデオ（五大陸を表す 5 つの色）でも発生しています．

Ⅳ 睡　眠

　軽睡眠期には覚醒時に見られない突発波が賦活されやすくなります（**図 9-7**）．覚醒脳波で突発波が記録できないときは，睡眠脳波を取ります．自然睡眠（断眠）と薬物による誘発睡眠があります．自然睡眠が望ましいのですが，実際には薬物を使用することが多く，トリクロリール®やラボナ®が用いられます．

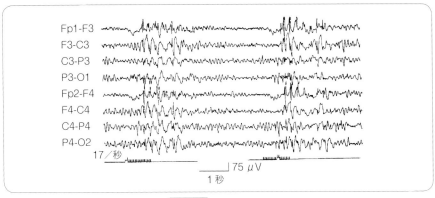

図9-4 光突発反応

　光駆動反応とは異なり，光突発反応は光刺激と必ずしも同期して出現しません．この症例は全般性強直間代発作がありますが，光感受性はありません．

（文献 27）より一部改変）

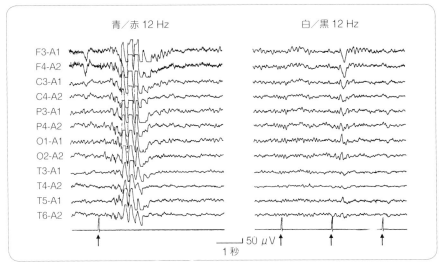

図9-5 ポケモン発作例の脳波所見

　アニメ画像（青／赤 12 Hz）を呈示（矢印）すると 3 Hz の棘徐波複合が前頭部優位に全般性に出現します．しかし，光刺激では，発作波は誘発されません．

（文献 28）より一部改変）

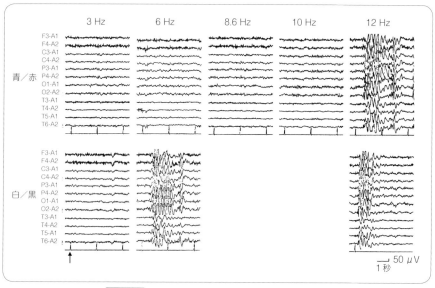

図9-6 光突発反応に対する刺激頻度の影響

12歳の男児．青／赤12 Hz刺激のみならず，6 Hz刺激でも光突発反応が出現します．一方，光刺激では12 Hz刺激のみしか突発波が出現しません．

（文献28）より一部改変）

Ⅴ 外的刺激

1 音刺激

背景脳波の変化などを見ます．覚醒度が低下しているときに優位律動の出現を促す場合（図7-3参照）や徐波の反応性を見ます（図9-8）．一般に刺激を加えると徐波が抑制されますが，徐波の反応性が低いとそれだけ病的障害が強いと判断されます[26]．

2 痛み刺激

意識障害，脳死のときには必ず行わなければなりません．重篤な意識障害では，

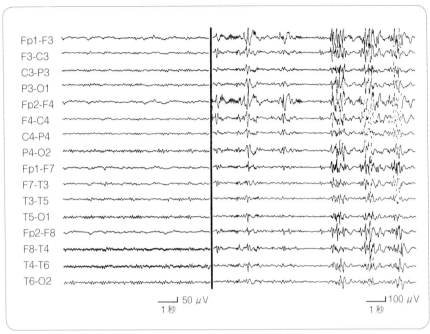

図9-7 の図

図9-7 睡眠による突発波の出現

16歳，男性．3年前に夜間の強直間代発作がありました．夜中の3時～6時にけいれんが起こります．左は覚醒脳波で正常ですが，ノンレム睡眠のときにびまん性の多発性鋭波が出現します．

（文献21）より一部改変）

背景活動に変化が見られません．軽い意識障害のときは奇異性覚醒反応 paradoxical arousal response が見られることがあります（**図9-8**）．これは，覚醒度が上がって本来なら徐波が抑制されるはずなのに，逆に増加する現象です[26]．意識障害，特に意識レベルの低下が軽く意識内容の変容があるときなど，気をつけて見るとよく認められます．

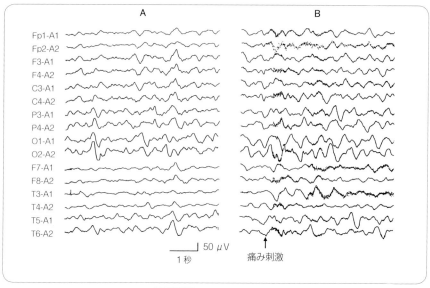

図9-8 奇異性覚醒反応

3歳男児で，ウイルス性髄膜脳炎です．痛み刺激で覚醒度が上がると，抑制されるはずの徐波（左）が逆に増えます（右）．この現象を奇異性覚醒反応と呼びます．

（文献26）より一部改変）

ここに目をつけるポイント！

1 成人では小児ほどビルドアップは目立たない．1分以内に元の背景活動に戻る．

2 光刺激を加えると後頭部の光駆動やα波抑制が起こる．

3 光駆動反応が一側で欠如する場合は，その半球の機能異常が示唆される．

4 音刺激を加えて徐波の反応性が低いとそれだけ病的障害が強い．

10 てんかん

I てんかんとは

　てんかんの定義は「大脳神経の過剰な発射により反復性の発作を生じる慢性の脳疾患で，種々の原因が存在し，様々な臨床症状および検査所見を伴う」（WHOより）です．この定義には「大脳神経の過剰な発射ではない」「反復性でない」「慢性でない」「脳疾患でない」「臨床症状が合わない」「検査所見が合わない」といったものは「てんかん」と鑑別しなければならないという意味が込められています．十分な情報（病歴）を収集することおよび発作の現場を目撃することがてんかんの診断に最も有用です（図10-1）[29]．

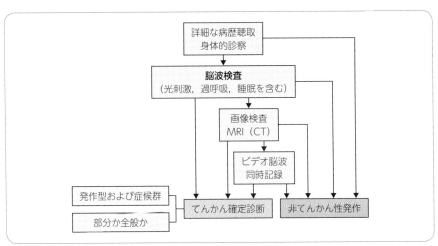

図10-1　てんかん診断の具体的手順

非誘発性発作の初回てんかん性発作の場合は，脳波（光刺激，過呼吸，睡眠を含む）を記録することが推奨されます．睡眠賦活脳波はてんかん性放電の記録の出現頻度を上げます．必要に応じて，神経画像検査やビデオ脳波同時記録も行います．
（「てんかん診療ガイドライン」作成委員会：てんかん診療ガイドライン2018.日本神経学会（監修），医学書院，pp.15，2018より一部改変）

主訴は多くの場合，けいれん発作（非けいれん発作の場合もある）ですが，てんかんでは少なくとも 2 回以上の発作があります．初回発作で非誘発性発作の全般性強直間代発作であると確診された患者は，既往のミオクロニー発作，欠神発作，単純および複雑部分発作と関連している場合は，1 回の発作でもてんかんと診断できます[29~31]．

成人では失神，心因発作，脳卒中関連の発作，アルコール関連の発作を含む中毒症状，低血糖による意識障害，睡眠時行動異常，不随意運動などの鑑別が必要です[29~31]．

Ⅱ てんかんの分類

1970 年代以降，ビデオ脳波同時記録法が広く用いられるようになり，臨床発作症状と脳波像関連への理解が深まりました．国際抗てんかん連盟（ILAE）は，1981 年に「てんかん発作改訂分類」をまとめました（**表 10-1**）[32]．発作の改訂分類に引き続いて ILAE は，1989 年に「てんかん症候群および関連発作性疾患の分類」を提唱しました（**表 10-2**）[33]．この二つの分類は今日まで広く用いられています．一方，ILAE は 2001 年以来，これまでの分類に代わるてんかん発作およびてんかんを体系化するための用語と概念の改訂を数回行っており，2010 年に改訂版が発表されました（**表 10-1，2**）[34]．ただし，わが国では 2010 年分類は広く認知されていません．

てんかん（症候群）の分類については，発作の自覚症状，発作の運動症状，意識減損の有無と脳波の所見から，発作の最初から脳全体にてんかん性放電が生じる全般性発作なのか，それとも脳の一部分から生じる部分発作（局在関連性）なのか，見当をつけます（**図 10-2**）．その上で，脳画像で異常所見がないか，発作症状，発症年齢や脳波所見に共通した特徴的所見がある，いわゆるてんかん症候群に属するものなのかを検討して症候性か特発性かを決めます．「特発性」とは，原因がわからないというよりは，画像での異常はないがチャネル異常などの遺伝的要因がある，という意味が強い「特発性」です．これら「局在関連性か全般性か」と「症候性か特発性か」の 2 つの軸から 4 つの群に分けます（**表 10-3**）．こ

表10-1 てんかん発作型国際分類の1981年版[32]と2010年改訂版[34]との対応

1981年発作型分類	2010年改訂版分類
部分（焦点性，局在性）発作 Partial or focal onset	焦点発作
A. 単純部分発作（意識減損はない）Simple partial* seizures (consciousness not impaired) 1. 運動徴候を呈するもの with motor signs 2. 体性感覚または特殊感覚症状を呈するもの with somatosensory or special sensory symptoms 3. 自律神経症状あるいは徴候を呈するもの with autonomic signs or symptoms 4. 精神症状を呈するもの（多くは"複雑部分発作"として経験される）with psychic symptoms (usually experienced as "complex partial seizures")	A. 意識障害（consciousness/awareness）なし　運動徴候または自律神経症状が観察される．これは「単純部分発作」の概念にほぼ一致する（発作の症状の表れ方によっては，本概念を適切に表現する用語として「焦点性運動発作」または「自律神経発作」を用いることができる）． 　自覚的な主感覚・精神的現象のみあり．これは2001年の用語集に採用された用語である「前兆」の概念に一致する．
B. 複雑部分発作 Complex partial seizures 1. 単純部分発作で始まり意識減損に移行するもの Simple partial onset followed by impairment of consciousness 　a. 単純部分発作で始まるもの beginning with simple partial features 　b. 自動症で始まるもの beginning with automatisms 　c. 意識減損で始まるもの with impairment of consciousness at onset	B. 意識障害（consciousness/awareness）あり　これは「複雑部分発作」の概念にほぼ一致する．この概念を伝える用語として「認知障害発作」が提案されている．
C. 二次的に全般化する部分発作 Partial seizures evolving to secondary generalized seizures 1. 単純部分発作（A）が全般発作に進展するもの Simple partial (A) evolving to generalized 2. 複雑部分発作（B）から全般発作に進展するもの Complex partial (B) evolving to generalized 3. 単純部分発作から複雑部分発作を経て全般発作に進展するもの Simple partial evolving to complex evolving to generalized	両側性けいれん性発作（強直，間代または強直一間代要素を伴う）への進展．この表現は「二次性全般化発作」の用語に代わるものである．

表10-1 続き

全般発作 Generalized onset	全般発作
A. 1. 欠神発作 Absence 　　a. 意識減損のみのもの impaired consciousness only 　　b. 軽度の間代要素を伴うもの with mild clonic components 　　c. 脱力要素を伴うもの with atonic components 　　d. 強直要素を伴うもの with tonic components 　　e. 自動症を伴うもの with automatisms 　　f. 自律神経要素を伴うもの with autonomic components 　　(b-f は単独でも組み合せでもありうる)	A. 欠神発作 　1. 定型欠神発作 　3. 特徴を有する欠神発作 　　ミオクロニー欠神発作 　　眼瞼ミオクロニー
2. 非定型欠神発作 Atypical absence 　　a. 筋緊張の変化は A1 よりも明瞭 Changes in tone more pronounced than A1 　　b. 発作の起始／終末は急激でない Onset/offset not abrupt	2. 非定型欠神発作
B. ミオクロニー発作 Myoclonic seizures	B. 1. ミオクロニー発作 　　2. ミオクロニー脱力発作 　　3. ミオクロニー強直発作
C. 間代発作　Clonic seizures	C. 間代発作
D. 強直発作 Tonic seizures	D. 強直発作
E. 強直間代発作 Tonic clonic seizures	E. 強直，間代発作（すべての組み合わせ）
（明確に対応するものなし）	
F. 脱力発作 Atonic seizures	F. 脱力発作
未分類てんかん発作 Unclassified epileptic seizures	**未分類てんかん発作**
新生児発作 Neonatal seizures	てんかん性スパスムス
律動性眼球運動　　Rhythmic eye movements	
咀嚼 Chewing	
水泳運動　Swimming movements	
	上記のカテゴリーのいずれかに明確に診断されない発作は，正確な診断を行えるような追加情報が得られるまで「分類不能」と判断すべきであるが，「分類不能」は分類の中のひとつのカテゴリーとはみなさない．

＊：“partial”は“不完全な”を連想させるため，“focal”という用語が望ましい．　　　　　　（文献30）より）

表10-2 てんかん症候群国際分類の1989年版 [33] と2010年改訂版 [34] との対比

1989年分類	2010年改訂版分類
1. 局在関連性（焦点性，局所性，部分性）てんかんおよび症候群	**脳波・臨床症候群（Electroclinical syndromes）（発症年齢別）[a]**
1.1 特発性（年齢に関連して発病する）	新生児期
・中心・側頭部に棘波をもつ良性小児てんかん	良性家族性新生児てんかん
・後頭部に突発波をもつ小児てんかん	早期ミオクロニー脳症
・原発性読書てんかん	大田原症候群
1.2 症候性	乳児期
・小児の慢性進行性持続性部分てんかん	遊走性焦点発作を伴う乳児てんかん
・特異な発作誘発様態をもつてんかん	West症候群
・側頭葉てんかん	乳児ミオクロニーてんかん
・前頭葉てんかん	良性乳児てんかん
・頭頂葉てんかん	良性家族性乳児てんかん
・後頭葉てんかん	Dravet症候群
1.3 潜因性	非進行性疾患のミオクロニー脳症
2. 全般てんかんおよび症候群	小児期
2.1 特発性（年齢に関連して発病するもので年齢順に記載）	熱性けいれんプラス（乳児期から発症することがある）
・良性家族性新生児けいれん	早発良性小児後頭葉てんかん症候群（Panayiotopoulos型）
・良性新生児けいれん	ミオクロニー脱力（旧用語：失立）を伴うてんかん
・乳児良性ミオクロニーてんかん	中心側頭部棘波を示す良性てんかん
・小児欠神てんかん（ピクノレプシー）	常染色体優性夜間前頭葉てんかん
・若年欠神てんかん	遅発性小児後頭葉てんかん（Gastau型）
・若年ミオクロニーてんかん（衝撃小発作）	ミオクロニー欠神てんかん
・覚醒時大発作てんかん	Lennox-Gastaut症候群
・上記以外の特発性全般てんかん	睡眠時持続性棘徐波を示すてんかん性脳症 [b]
・特異な発作誘発様態をもつてんかん	Landau-Kleffner症候群
2.2 潜因性あるいは症候性（年齢順）	小児欠神てんかん
・West症候群（乳児けいれん，電撃・点頭・礼拝けいれん）	青年期－成人期
・Lennox-Gastaut症候群	若年欠神てんかん
・ミオクロニー失立発作てんかん	若年ミオクロニーてんかん
・ミオクロニー欠神てんかん	全般強直間代発作のみを示すてんかん
2.3 症候性	進行性ミオクローヌスてんかん
2.3.1 非特異病因	聴覚症状を伴う常染色体優性てんかん
・早期ミオクロニー脳症	その他の家族性側頭葉てんかん
・サプレッション・バーストを伴う早期乳児てんかん性脳症	年齢との関連性が低いもの
・上記以外の症候性全般てんかん	多様な焦点を示す家族性焦点性てんかん（小児期から成人期）
2.3.2 特異症候群	反射てんかん
3. 焦点性か全般性か決定できないてんかんおよび症候群	**明確な特定状況 Distinctive constellations**
3.1 全般発作と焦点発作を併有するてんかん	海馬硬化症を伴う内側側頭葉てんかん
・新生児発作	Rasmussen症候群
・乳児重症ミオクロニーてんかん	視床下部過誤腫による笑い発作
・徐波睡眠時に持続性棘徐波を示すてんかん	片側けいれん・片麻痺・てんかん
・獲得性てんかん性失語（Landau-Kleffner症候群）	これらの診断カテゴリーのいずれにも該当しないてんかんは，
・上記以外の未決定てんかん	最初に既知の構造的/代謝性疾患（推定される原因）の有無，
3.2 明確な全般性あるいは焦点性のいずれかの特徴をも欠くてんかん	次に主な発作の発現様式（全般または焦点性）に基づいて識別することができる
4. 特殊症候群	**構造的/代謝性（structural-metabolic）の原因に帰するてんかん（原因別に整理）**
4.1 状況関連性発作（機会発作）	皮質形成異常（片側巨脳症，異所性灰白質など）
・熱性けいれん	神経皮膚症候群（結節性硬化症複合体，Sturge-Weber症候群など）
・孤発発作，あるいは孤発のてんかん重積状態	腫瘍
・アルコール，薬物，子癇，非ケトン性高グリシン血症等による急性の代謝障害や急性アルコール中毒に見られる発作	感染
	外傷
	血管腫
	周産期脳障害
a. この脳波・臨床症候群の配置は病因を反映したものではない．	脳卒中
b. 徐波睡眠時てんかん放電重積状態（ESES）とよぶこともある．	その他
	原因不明（unknown）のてんかん
	てんかん発作を伴う疾患であるがそれ自体は従来の分類ではてんかん型として診断されないもの
	良性新生児発作
	熱性けいれん

（文献30）より）

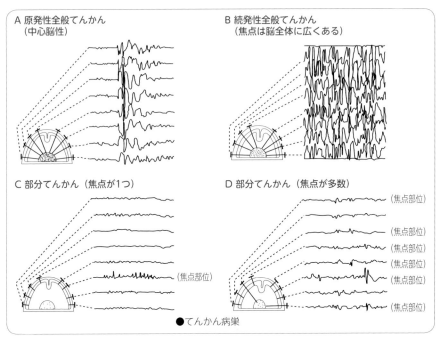

A 原発性全般てんかん
（中心脳性）

B 続発性全般てんかん
（焦点は脳全体に広くある）

C 部分てんかん（焦点が1つ）

（焦点部位）

D 部分てんかん（焦点が多数）

（焦点部位）
（焦点部位）
（焦点部位）
（焦点部位）
（焦点部位）

●てんかん病巣

図 10-2 てんかんの病型とてんかん波発現パターン

中心脳性とは，高位脳幹で視床・中脳を含む（いわゆる脳幹網様体賦活系）部位に過剰放電が起これば全般てんかんとなります（Penfield の提唱）（A）．West 症候群では大脳皮質にも器質的異常があり，全般化します（B）．大脳皮質の局所で過剰放電が起これば部分てんかんとなります（C）．多焦点性の部分てんかんもあります（D）．

表 10-3 てんかんの四分法（2 × 2）分類

	特発性	症候性
局在関連性 （焦点性）	中心・側頭部棘波良性小児てんかん 後頭部突発波小児てんかん 　など （治療）無治療あるいは CBZ	側頭葉てんかん 後頭葉てんかん 前頭葉てんかん 頭頂葉てんかん　　など （治療）CBZ
全般性	小児欠神発作 若年ミオクロニーてんかん 　など （治療）VPA, ESM	West 症候群 Lennox-Gastaut 症候群 　など （治療困難）VPA, CZP, VB$_6$, ACTH

CBZ：カルバマゼピン　VPA：バルプロ酸　ESM：エトスクシミド　CZP：クロナゼパム

（文献 30）より）

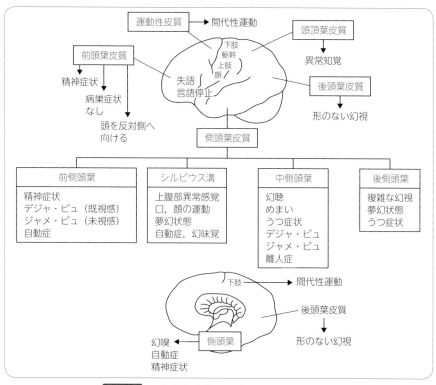

図 10-3 てんかん発作と関連する脳の局所症状

前頭葉，側頭葉，頭頂葉，後頭葉のそれぞれに対応する前兆，発作の性状，けいれん後の状態を頭に入れておく必要があります．

の分類は治療を進めていくにあたって，どの薬が第一選択になるかの目安となります．

　病歴を聴取する際に，全般てんかんなのか部分てんかんなのか，脳の局所症状を思い浮かべながら（**図 10-3**），誘因，前兆，発作の性状，けいれん後の状態を尋ねるとよいでしょう．

III てんかんと脳波

　第 1 章で述べたように，Berger は 14 編の脳波関連の論文を発表しています[1]．

てんかんに関しては，第3報でてんかん患者さんの脳波を呈示し，現在の徐波に相当する long α が見られると指摘しています．第4報ではいわゆる大発作後の経時的脳波記録を図にしており，発作直後は脳波が平坦化し，3分後，5分後，11分後にα波が出現してくることを報告しています．第7報では，欠神発作時の脳波を初めて記録していますが，当時 Berger が用いたガルバノメータ（検流計）は性能が悪く，棘波は記録されませんでした．第9報ではてんかん患者に過呼吸をさせると徐波化が起こり，時には発作も誘発されるという現象も報告しています．1935年，ボストンの Gibbs らにより 3 Hz 棘徐波複合が初めて記載され，てんかん診断に対する有用性が認識されました．

Ⅳ てんかん原性

　発作間欠期には突発波 paroxysmal waves を認めます．突発波とは，背景活動に含まれるα波などとは，形，周波数，振幅などの点で区別される一過性の波形で，棘波（持続時間；20〜70 ms），鋭波（持続時間；0〜200 ms）やそれに徐波を伴う棘徐波複合，鋭徐波複合，多棘徐波複合などいろいろなパターンがあります（5章-Ⅰ参照）．こうした突発波が脳波上に認められれば，逆に臨床的に発作症状が観察される可能性が高いことがわかります．突発波は被験者が実際に臨床発作を起こしていないときにも認められます．

　徐波のバースト burst に棘波が時に重畳する場合は，slow burst with spike という表現をします．また，棘波のように見えるが，てんかん原性 irritable かどうか判断がつきかねるときは，鋭一過波 sharp transient という言葉を便宜的に使うこともあります．このように，脳波専門医ですら，棘波なのかそうでないのか意見が分かれることがあります．図 10-4 に棘波の特徴を示します[35]．棘波は立ち上がりが立ち下がりより急峻で，背景活動から浮き立つと覚えておきましょう．陽性より陰性棘波のほうが病的意義は高いと考えられています．

　一般に振幅 100 μV 以上は，「高振幅」と呼ばれます．高振幅で尖鋭なα波は，小児ではしばしば見られ，ときに成人でも観察されます．鋭波と酷似し判別に迷いますが，「問題となる波が，背景をなす波の連なり，すなわち背景活動との関

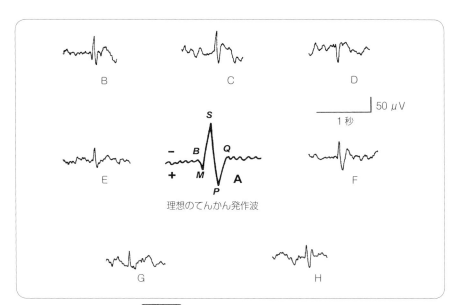

図 10-4 棘徐波複合の波形の変動性

A に理想の棘徐波複合の模式図を示します. 小さな初期陽性波 (BMS) に続いて主陰性成分 (MSP), 最後に後期陽性波 (SPQ) が出現します. B〜H はある患者の 5 分間の脳波記録 (C3-Cz) で棘波と自動的に判定された波形です. 波形にはかなり変動がありますが, 棘波と同定された理由は, 振幅と主陰性鋭波成分の特徴に基づいています. 典型的な棘波は立ち上がり (MS) のほうが立ち下がり (SP) より持続が短い, すなわち急峻です.

(文献 35) より一部改変)

連においてどうなのか」という点が重要となってきます. 前述のように, 背景活動から浮き立っているかどうか周波数も含めて判定しなければなりません (図10-4).

Ⅴ 偽性てんかん発作波

てんかんか否かを判断する上で, てんかん性異常波に類似した生理的突発波を見極める必要があります. こうした脳波パターンについて, その出現の仕方 (出現頻度, 出現部位, 出現状況) について解説します[36]. てんかん性の異常所見と誤判読した場合には, 長期間の不必要な服薬は社会生活の制限といった患者に大きな不利益を与える可能性があります. したがって, 脳波判読者はこういったパ

ターンをよく知っておく必要があります。なお，本章での図はオリジナルですが[36]，波形解析には主観が入ります。参考文献[37~41]の図も参照してください。偽性てんかん発作波 pseudo-epileptiform pattern（non-epileptogenic epileptiform pattern）は，正常人でも出現するので，病的意義はないと考えられています[36~41]。

1 小鋭棘波 small sharp spikes（SSS）

小鋭棘波（SSS）は成人に多く見られ，入眠〜軽睡眠時（睡眠Ⅰ，Ⅱ期）に出現します（**図 10-5**）。その特徴は，低振幅（50 μV 以下）で，持続も短い（50 ms

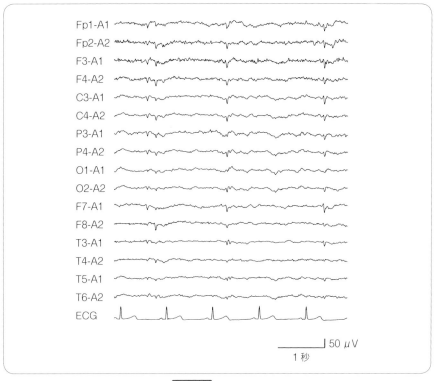

図 10-5 小鋭棘波

後頭部の α 波がないことから，入眠期の脳波であることがわかります。心電図と同期していないので，心電図のアーチファクトでもありません。基準電極導出なので，局在は不明ですが，SSS を認めます。
（飛松省三：第 10 章 検査 A 脳波 5 てんかん性異常波に類似した生理的突発波。臨床てんかん学。医学書院，pp.264, 2015 より）

以下）ことです．形はほとんどが陰性単相ないし陰・陽二相性で，徐波成分を伴わないことが多いようです．二相性の場合は，陰性相から陽性相への勾配が急です．側頭部に多く出現し，片側性のこともあります．側頭部のてんかん棘波と異なり，SSS はほぼ同一の波形が常同的に非周期性に出現し，臨床症状を伴いません．別名，benign epileptiform transients of sleep（BETS）とも呼ばれます．

2 14 & 6 Hz 陽性棘波 14 & 6 Hz positive spikes

櫛型の律動性の陽性棘波の群発で（**図 10-6**），振幅は 75 μV 以下です．14 & 6 Hz 陽性棘波は主として入眠期で出現します．3〜14 歳でよく見られます．群発は 1 秒以下で，後側頭部に両側同期性あるいは片側性に出現します．昔は自律

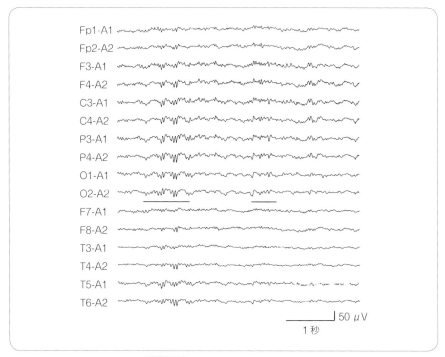

図 10-6 14 & 6 Hz 陽性棘波

後頭部の α 波がないことから，入眠期の脳波であることがわかります．14 & 6 Hz 陽性棘波を認めます．
（飛松省三：第 10 章 検査 A 脳波 5 てんかん性異常波に類似した生理的突発波．臨床てんかん学．医学書院，pp.264, 2015 より）

神経発作との関連が深いとされていましたが，現在ではてんかんとは関係なく正常と考えられています．

3 6 Hz 棘徐波 6 Hz spike and wave

　この周波数 6 Hz の小さな棘徐波（50 μV 以下）は，覚醒時〜傾眠期で出現します．若年成人に主に見られます．両側同期性で全般性に出現し，持続は 1〜2 秒程度です．棘波の振幅が徐波に比べて目立たないので phantom（幻の）spike and wave とも呼ばれます．女性（Female），後頭部（Occipital），低振幅（Low），入眠期（Drowsy）に出現する FOLD タイプは，病的意義はないと考えられています．しかし，覚醒時（Waking），高振幅（High），前頭部（Anterior），男性（Male）の特徴をもつ WHAM タイプはてんかん発作を有する患者に多いとされています（図 10-7）．

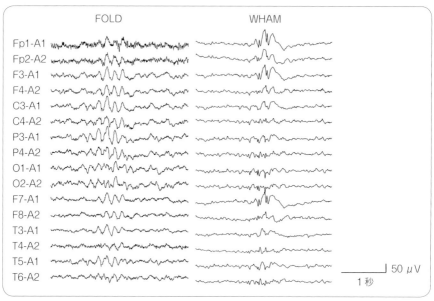

図 10-7 6Hz 棘徐波

FOLD，WHAM の見本です．
（飛松省三：第 10 章 検査 A 脳波 5 てんかん性異常波に類似した生理的突発波．臨床てんかん学．医学書院，pp.265, 2015 より）

4 律動性中側頭部放電 rhythmic mid-temporal discharges of drowsiness（RMTD）

　精神運動発作異型 psychomotor variant とも呼ばれます．傾眠期でよく出現し，一側ないし両側の中側頭部中心に律動的 θ が群発し，5秒〜1分程度持続します（図 10-8）．若年成人に主に見られます．

5 ブリーチリズム breach rhythm

　中心部（C3，C4）ないし中側頭部（T3，T4）の骨欠損の場合，周囲と比較して振幅の高い速波ないしミュー波様波形が目立って出現することがあり，徐波を

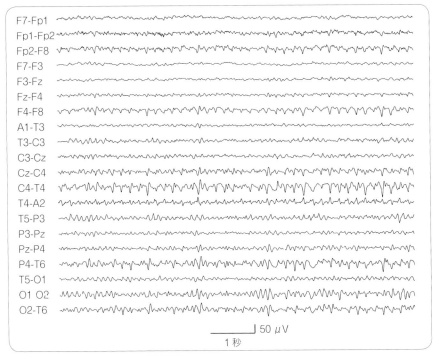

図 10-8 律動性中側頭部放電

右側頭部（T4）優位にノッチのある律動的 θ 波が出現します．
（飛松省三：第10章 検査 A 脳波 5 てんかん性異常波に類似した生理的突発波．臨床てんかん学．医学書院，pp.265, 2015 より）

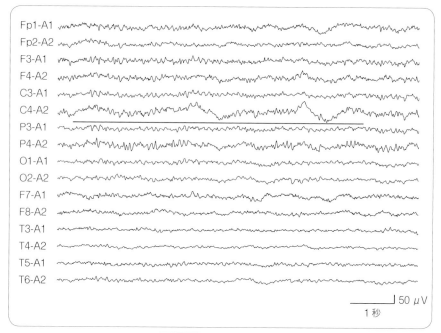

図 10-9 ブリーチリズム

右中心・頭頂部優位にミュー波様のリズムと高振幅徐波を認めます.
（飛松省三：第 10 章 検査 A 脳波 5 てんかん性異常波に類似した生理的突発波. 臨床てんかん学. 医学
書院，pp.267, 2015 より）

伴うこともあります（**図 10-9**）. ブリーチは裂け目の意味で，これをブリーチ
リズムと呼びます. 骨欠損により，その部の電気抵抗が減弱し，脳波振幅が大き
くなるためです. これもてんかんとは関係ないとされています.

6 成人潜在性律動性脳波発射 subclinical rhythmic electrographic（theta）discharges of adults（SREDA）

SREDA は単発の高振幅・単相性の鋭波あるいは徐波で始まります（**図 10-10**）. 1〜数秒後に鋭波の出現頻度が早くなり，次第に周波数を増し，4〜7 Hz
の持続的・律動的正弦波様パターンになります. 10 秒〜5 分（平均 40〜80 秒）
続き，突然終了します. この間，意識減損はありません. 高齢者に主に見られ，
てんかん性異常ではありませんが，潜在性の慢性脳虚血・低酸素状態と関連する

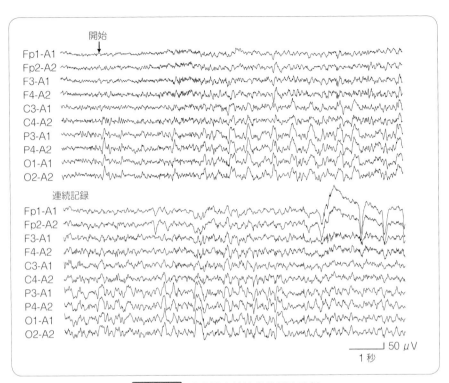

図 10-10 成人潜在性律動性脳波発射

SREDA は単発の高振幅・単相性の鋭波あるいは徐波で，次第に周波数を増し，4～7 Hz の持続的・律動的正弦波様パターンになり，突然終了します.
（飛松省三：第 10 章 検査 A 脳波 5 てんかん性異常波に類似した生理的突発波. 臨床てんかん学. 医学書院, pp.266, 2015 より）

と考えられています. 2,000 人に 1 人の割合で出現すると報告されています.

7 ウィケット棘波 wicket spikes

　入眠期 ～軽睡眠期に側頭部に出現するミュー波に似たアーチ状の単相性の波形であり（**図 10-11**），形が西洋の小窓（wicket）に似ています. 50 歳以降でよく見られ，0.9% の頻度といわれます. 両側同期性もしくは片側性に出現します. 単発で出現した場合には，棘波と見誤ることがあります. しかし，背景活動から浮き立っておらず，徐波を伴わないことが鑑別の助けとなります.

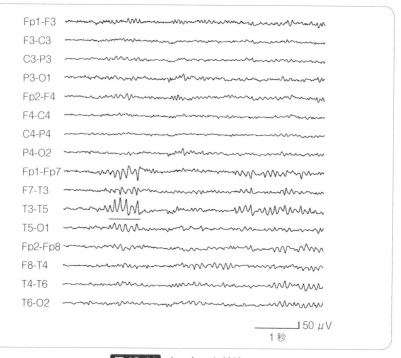

図10-11 ウィケット棘波

側頭部に出現するミュー波に似たアーチ状の波です。

(文献 37) より)

8 後頭部陽性鋭一過波 positive occipital sharp transients of sleep（POSTS）

POSTS は 4～5 Hz の陽性鋭波で睡眠時後頭部に出現し，時に非対称性です。15～35 歳でよく認められます。双極導出法では，O1，O2 の陽性電位が見かけ上陰性電位となって見えるので，棘波・鋭波と見誤ることがあります（図8-4 参照）。

Ⅵ てんかんの発作型と脳波

1 発作間欠期 interictal

　全般てんかん generalized epilepsy では，てんかん性放電が全般性 generalized
に見られます（**図 10-12**）．一方，部分てんかん partial epilepsy では，局所性

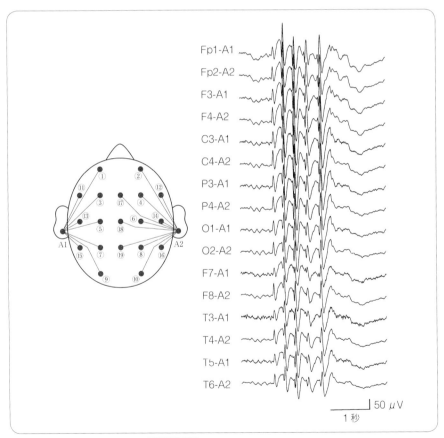

図 10-12 全般てんかんの脳波

両側同期性に前頭部優位に全般性棘徐波複合を認めます．

（文献 42）より）

focal に見られます（**図10-13**）. 全般てんかんでは，全般性棘波，棘徐波複合，多棘徐波複合，3 Hz 棘徐波複合，ヒプサリズミア hypsarrhythmia などが見られます. 基本的には両側同期性で左右差はあっても極く軽度です. 一方，側頭葉てんかんを代表とする部分てんかんでは，棘波，鋭波が局所性に見られます[27, 42, 43].

2 発作時 ictal

特発性全般てんかんでは，低振幅速波が拡延・振幅増大し全般性棘徐波あるいは全般性多棘波で始まることが多いようです（**図10-14**）. 部分発作では発作波はδ波，θ波，α波，β波など様々な律動性活動で始まります（**図10-15**）[43]. 新皮質に発作起始があるときは速い$\alpha \sim \beta$から活動が始まることが多いようです.

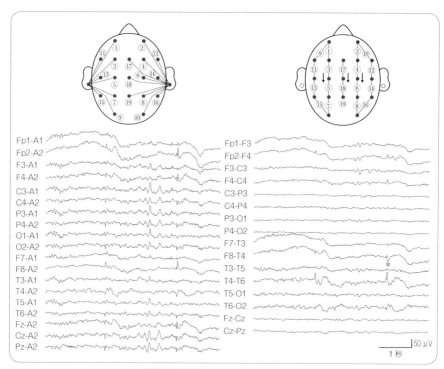

図10-13 部分てんかんの脳波

右中側頭部（T4）で位相逆転（＊）を認め，焦点性てんかんであることがわかります.

（文献42）より）

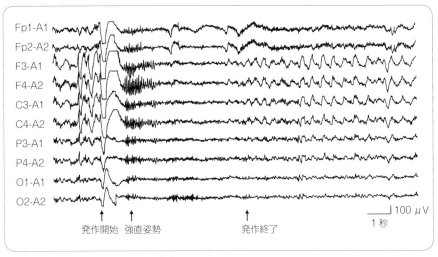

図10-14 全般てんかんの発作時脳波

全般性の高振幅鋭波に続いて強直性けいれん時には，全般性のてんかん性速波が出現します．

（文献 27）より一部改変）

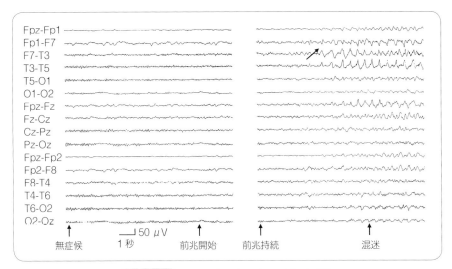

図10-15 左側頭葉てんかんの発作時脳波

前兆に続いて F7 を最大とする反復性の鋭波放電（矢印）が複雑部分発作中に出現します．

（文献 27）より一部改変）

低振幅から高振幅に，速い周波数から遅い周波数に，局所から拡延，という発作が進展していく基本像があります．ただし，急速にてんかん性放電は広がりますので，頭皮上脳波で焦点性あるいは領域性の起始部を同定するのは困難なことがあります．

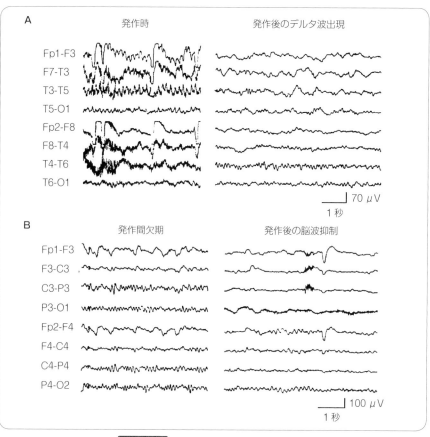

図10-16 てんかん発作後の脳波変化

28歳の患者で発作時と発作終了140秒後の脳波です（A）．発作終了後，左側頭部にδ波を認めます．発作時脳波では5 Hzの律動性のθが出現しています．T4にある徐波はアーチファクトです．26歳の患者で発作間欠期と発作終了14秒後の脳波です（B）．発作終了後，左半球で脳波が抑制されています．

（文献44）より一部改変）

3 発作終了後 postictal

　最近は，てんかんのビデオ脳波モニタリングが盛んです．臨床発作がつかまった場合，発作起始部がどこなのかを見つけることは重要です．しかし，発作終了後の脳波変化も注意深く観察しておくと，片側性か否かわかることがあります（図10-16)[44]．

VII てんかん焦点の決定

　それでは，どうやって部分てんかんの焦点を決めればよいのでしょうか．この章の後半になって，脳波の電極配置と導出モンタージュ（10-20法）を入れています．局在決定には頭の体操が必要で，頭皮上の電極配置と導出部位の電位差（**引き算の結果**）を考える必要があります（**4章-III**を参照）．もう一度その基本

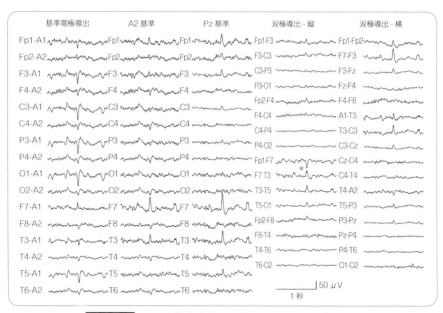

図 10-17 F7 に焦点をもつ脳波のリモンタージュ所見

説明は本文参照.

的な考え方を復習します[13,45]. 図10-17にF7に焦点をもつ側頭葉てんかんの脳波を示します. 耳朶を基準電極とした場合, F7は上向きに振れていますので, そこには耳朶より陰性度が高いスパイクがあります. ところが, 他の左半球の電極は, 陽性 (下向きの振れ) になっています. ここがポイントです. これはF7の陰性電位が左耳朶 (A1) に波及し, A1はゼロ電位ではなく, 陰性に帯電していることを示します (左耳朶の活性化). そのため, F7以外の電極にはA1の陰性電位を引き算した結果, 相対的に陽性になります. 今からそれを順序立てて説明します. デジタル脳波計の利点は, リモンタージュ機能です. 右耳朶 (A2) 基準にするとF7以外にT3, Fp1, F3も陰性になりました. これは, A2がA1より活性化の度合いが低いからです. しかし, よく見ると, 右側の電極は陽性になっており, A2が陰性に帯電していることがわかります. 耳朶は内側側頭葉に近いので, てんかん焦点と反対側の耳朶にも棘波の電位が及ぶのではないかと推測されます. 次にPz基準にしました. Pzは側頭部から比較的遠い位置にあり, 陰性棘波が波及しません. そのため, ゼロ電位に近く, F7, T3, Fp1, F3の陰性度合いがさらに大きくなりました. 最後に縦の双極導出を見るとF7で位相逆転しています. 双極導出の横では, 位相逆転はなくF7-F3の導出で陰性棘波が見えます. これは, "end of chain phenomenon" と呼ばれており[45], 双極導出の端のほうでは, 位相逆転が起こらなければそこに最大の陰性電位があることを示します.

しつこいようですが, もう一度位相逆転の意味を考えてみます. 図10-18に示すように, 位相逆転がない場合 (end of chain) とある場合があります. ない場合は, 両端の電極が陰性となります. 位相逆転も陽性と陰性の場合があります. どの導出法を使っても脳波は2つの電極間の電位差をみているので, 振幅と極性は相対的ということをもう一度理解してください.

最後に, 耳朶の活性化を図10-19に示します[4]. もう一度, 頭の中でモンタージュをイメージしながら, 脳波を眺めてください. なぜ, 波形の見え方が変わるのか考えてください. ここが理解できれば, 徐波の局在も簡単にできるようになります. もう一つ覚えてください. 「脳波所見は導出法を変えても一致する」ということです.

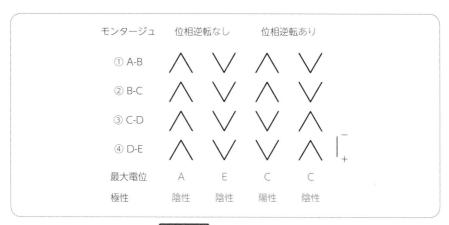

図 10-18 位相逆転の意味

位相逆転は双極導出だけでなく，基準電極導出でも起こりうることを忘れないでください．
説明は本文参照．

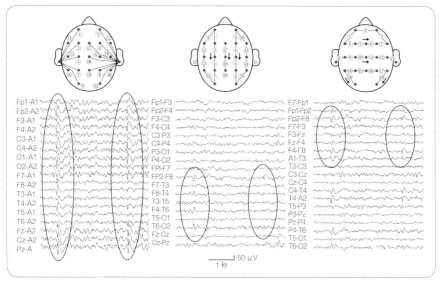

図 10-19 耳朶の活性化

臨床診断は側頭葉てんかんです．基準電極導出では右優位に陽性棘波を認めます（左欄）．しかし，双極導出では F8 で位相反転がありますので，そこに陰性棘波の焦点があることがわかります（中欄）．そこで，注意深く観察すると基準電極導出では，F8 で陽性棘波の振幅が最も小さくその前に小さな陰性成分があることがわかります．したがって，右耳朶が F8 の陰性棘波により活性化され，その振幅は F8 とほぼ同じくらいであることがわかります．モンタージュを変えても F8 に陰性棘波があることが示されます（右欄）．

（文献 4）より）

Ⅷ 小児期・思春期のてんかん

　脳波の判読という観点からは，前述した成人のてんかんと本質的に変わりません．ここでは，実際によくみるてんかんおよびてんかん症候群について簡単に触れます．詳細は成書をご参照ください[25, 46, 47]．

1 覚醒度の影響

　入眠期，睡眠Ⅱ，Ⅲ期では覚醒時やREM期に比べて突発波が出現しやすくなります[22]．てんかんと間違いやすい生理的リズム，すなわち，覚醒時には，若年者後頭部徐波，ミュー律動，ラムダ波（**7章-Ⅴ**参照）に気をつけてください．また，覚醒度が低下したときには，入眠時過同期，頭蓋頂鋭一過波，過剰紡錘波，後頭部陽性，出眠時過同期（**8章-Ⅰ**参照）と鑑別しながら，てんかんかどうかを検討してください．

2 West 症候群（点頭てんかん）

　生後4～7ヵ月をピークとして12ヵ月までに発病します．発作型は強直性スパスム（両手両足に一瞬力が入り，首がガクッとなる発作）で，しばしばシリーズ（群発発作）を形成します．脳波では広汎性に高振幅徐波が出現し，それに棘波が無規律に混在する特異なパターンを呈し，ヒプサリズミア hypsarrhythmia と呼ばれます（**図10-20**）．

3 Lennox-Gastaut 症候群

　幼児期に好発し，多彩な全般発作が出現しますが，シリーズを形成しません．West 症候群の患児の一部は加齢とともに Lennox-Gastaut 症候群に移行し，この群の患児の予後は最も重篤です．原因は多種多様で，先天異常，周産期脳障害，脳炎，代謝異常などがあります．発作型は強直発作を主とし，脱力発作，非定型失神発作やミオクロニー発作が存在し，発作も頻発します．脳波では発作間欠期に3Hzよりも遅いびまん性棘徐波複合 slow spike-and-wave complexes を認め

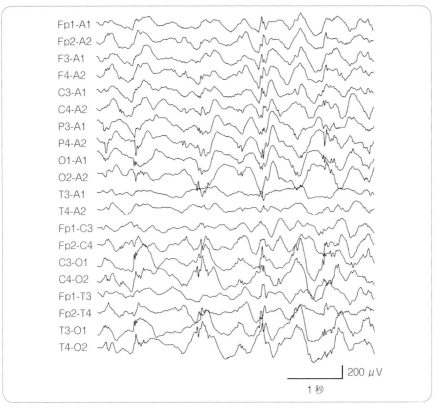

Fp1-A1
Fp2-A2
F3-A1
F4-A2
C3-A1
C4-A2
P3-A1
P4-A2
O1-A1
O2-A2
T3-A1
T4-A2
Fp1-C3
Fp2-C4
C3-O1
C4-O2
Fp1-T3
Fp2-T4
T3-O1
T4-O2

200 μV

1秒

図 10-20 ヒプサリズミア

棘波や高振幅徐波があちこちに無秩序に出現しています.

（文献 9）より）

ます（図 10-21）.

4 小児欠神てんかん

　学童期（6〜7歳頃）に発症します. 欠神発作（5〜10秒の短い意識消失発作）を特徴とするてんかん症候群です. 全般性強直間代発作を合併することもあります. 脳波では 3 Hz の棘徐波複合を示します（図 9-2 参照）.

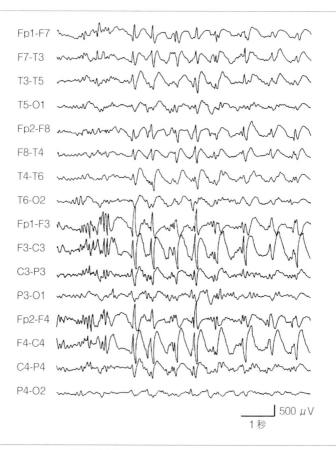

図 10-21 Lennox-Gastaut 症候群

6歳，女児．発達遅滞，難治性の全般性強直発作，強直間代発作，非定型的欠神発作が3歳よりあります．両側前頭部の多棘波が全般性の鋭徐波複合（いわゆる slow spike-and-wave complexes）に先行して出現します．

（文献27）より一部改変）

5 小児良性後頭葉てんかん

ピークが5歳頃にある早発型（Panayiotopoulos 型）と数年遅れる晩発型（Gastau 型）があり，間代発作や自動症が起こります．脳波は後頭部に高振幅棘徐波が出現します．早発型の予後は良好で思春期には発作は消失します（**図 10-22**）．

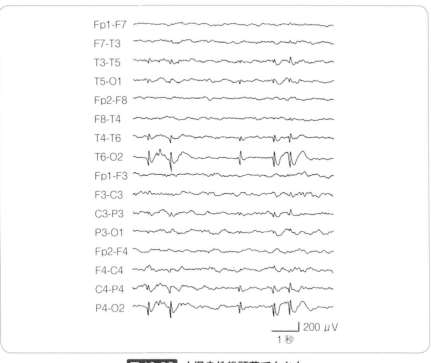

図 10-22 小児良性後頭葉てんかん

8歳，男児．言葉の遅れが若干ありますが，けいれんのエピソードはありません．軽睡眠期に右後頭部に鋭波が出現しますが，覚醒時にはまれにしか記録されません．

（文献 27）より一部改変）

6 小児良性ローランドてんかん

別　名，benign epilepsy of childhood with centrotemporal spikes（BECTS）ともいわれます．小児てんかんの 20% 程度を占める頻度の高いてんかんです．シルビウス裂付近の興奮性亢進により，舌や口唇の感覚運動性の発作が生じ全般化します．BECTS は中心側頭部に棘波を認める良性の部分てんかんです．Rolandic discharges（RD）とも呼ばれます．発作は睡眠中や早朝に見られます．片側性のことが多いので気をつけましょう（**図 10-23**）．また，熱性けいれんや頭痛などでも見られることがあります．RD が出たからといって，安易にてんかん性疾患として治療してはいけません．

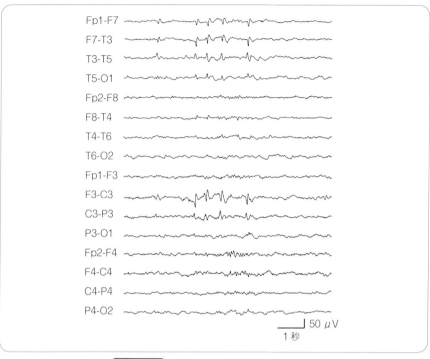

図 10-23 小児良性ローランドてんかん

8歳，男児．ADHD ですが，けいれんのエピソードはありません．覚醒時の脳波は正常です．入眠期から軽睡眠期にかけて左中心・側頭部に鋭波が出現します．BECT の多くは，偶発的に見つかる場合が結構あります．

（文献 27）より一部改変）

7 若年性ミオクロニーてんかん

10歳代で発症し，ミオクロニーが上肢や肩などに出現します．脳波では全般性の多棘徐波複合が見られ，ミオクロニー発作に一致して出現します（**図 10-24**）．発作は断眠で誘発されやすく，覚醒直後に起こりやすいのが特徴です．光突発反応の陽性率も高いです．

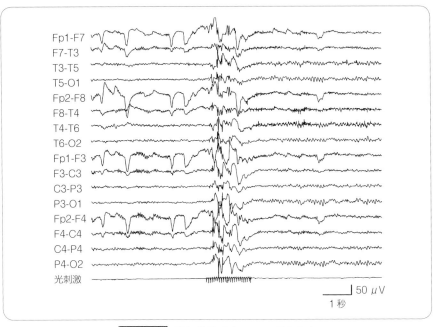

図中ラベル:

Fp1-F7
F7-T3
T3-T5
T5-O1
Fp2-F8
F8-T4
T4-T6
T6-O2
Fp1-F3
F3-C3
C3-P3
P3-O1
Fp2-F4
F4-C4
C4-P4
P4-O2
光刺激

50 μV
1秒

図 10-24　若年性ミオクロニーてんかん

15歳，男児．覚醒時，朝に上肢のミオクロニーが出現し，8ヵ月続いています．脳波記録2週間前の朝に全般性の強直間代発作が起こりました．光刺激によりミオクロニーが誘発され，多棘徐波複合が出現します．

（文献 27）より一部改変）

IX てんかん重積状態

　てんかん重積状態 status epilepticus（SE）は，Neurocritical Care Society [48] によれば「臨床的あるいは電気的てんかん活動が少なくとも5分以上続く場合，またはてんかん活動が回復なく反復し5分以上続く場合」と定義されています．SE は，全身けいれん重積状態 generalized convulsive status epilepticus（GCSE）と非けいれん性てんかん重積状態 nonconvulsive status epilepticus（NCSE）に分けられます．

　GCSE は強直間代発作，ミオクロニー発作，部分てんかんからの2次性全般化

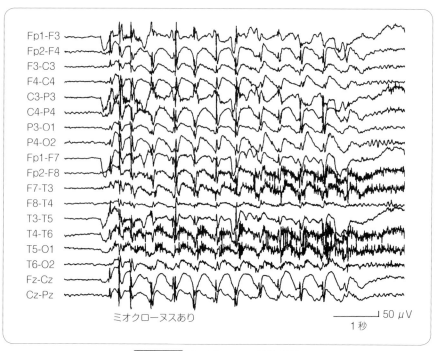

Fp1-F3
Fp2-F4
F3-C3
F4-C4
C3-P3
C4-P4
P3-O1
P4-O2
Fp1-F7
Fp2-F8
F7-T3
F8-T4
T3-T5
T4-T6
T5-O1
T6-O2
Fz-Cz
Cz-Pz

ミオクローヌスあり

50 µV

1秒

図 10-25 ミオクロニー発作重積

22歳，女性．頻繁にミオクロニー発作が反復し，全般性棘徐波複合がみられます．

（文献 50）より一部改変）

などがあります（**図 10-25**）．NCSE は，主に複雑部分発作または単純部分発作が重積する状態で，けいれん発作を呈することなく，意識障害や行動異常が続きます[49〜51]．意識障害の患者で脳波上，びまん性多形性 δ 活動，紡錘波昏睡，α/θ 昏睡，低振幅パターン，群発・抑制パターンを呈する場合（**14章参照**）は，NCSE は否定的です[49]．一方，発作波がその振幅・周波数が進展して時間空間的に拡がる，もしくは 2.5 Hz 以上のてんかん性発射があれば NCSE[49]で，治療を始めます．PSD や PLEDs（**14章参照**）の場合に，NCSE かどうかはケースバイケースです．

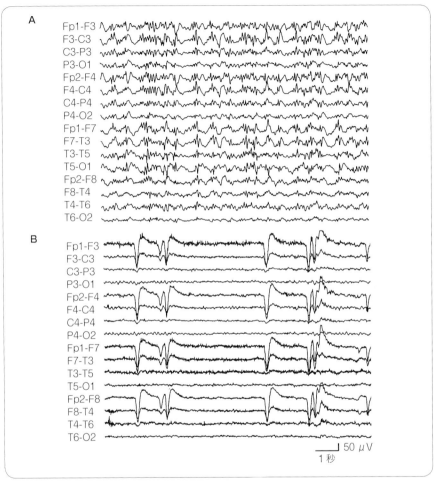

図 10-26 欠神発作重積状態

20 歳, 男性. 昏迷状態で救急搬送されてきました (A). 子どもの時から, 欠神発作を繰り返していたという病歴があります. ロラゼパム静注により脳波は改善し, 意識も覚醒しました (B). 欠神発作重積状態の診断が正しいことが確認されました.

（文献 50）より一部改変）

X てんかん新分類（2017）

1 てんかん発作型

　国際抗てんかん連盟（ILAE）は，改定てんかん発作型分類の基本版と拡張版を発表しました．この分類では，最初に焦点起始発作か全般起始発作，あるいは起始不明発作に分類します．

　焦点起始発作は，任意で意識減損焦点発作か意識保持焦点発作に再分類することができます．具体的な運動症状および非運動症状に関する分類要素を追加することも可能です．

　全般起始発作では運動発作（強直間代発作，間代発作，強直発作，ミオクロニー発作，ミオクロニー強直間代発作，ミオクロニー脱力発作，脱力発作，てんかん性スパズム）を呈することがあります．全般起始発作では非運動発作（欠神発作，定型欠神発作，非定型欠神発作，ミオクロニー欠神発作，眼瞼ミオクロニーを伴う欠神発作）を呈することもあります．

　発作の特徴を説明するための記述用語や自由記載の追記が推奨されました．新しい用語を広く受け入れてもらうため，新旧用語対応を示しました．**図10-27**の分類を理解するために補足説明します．

　焦点発作の場合は，意識の状態の指定は任意です．意識が保たれている状態とは，発作を起こした人がたとえ不動状態であっても発作中に自己と周囲の状況を自覚していることを意味します．意識障害を伴わない焦点発作は，旧用語の単純部分発作に相当します．意識障害を伴う焦点発作は，旧用語の複雑部分発作に相当します．発作のどの部分でも意識障害が認められた場合には意識障害を伴う焦点発作とされます．意識障害を伴わない焦点発作または意識障害を伴う焦点発作，発作に伴って最初に出現した顕著な徴候・症状によって次の「運動症状による発症」または「非運動症状による発症」の中のいずれかの用語を任意で付け加え，さらに詳細に特徴付けても構いません．動作の停止が発作中を通しての主要な特徴である動作停止を伴う焦点発作を除き，発作は最も早期に出現した顕著な特徴

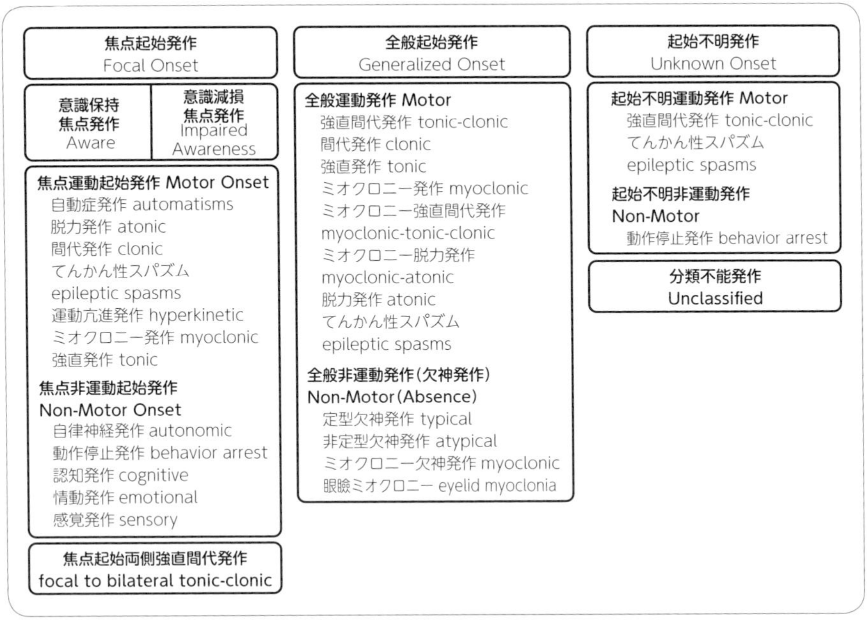

図10-27 ILAE 発作型分類 2017 – 拡張版

(Fisher RS, Cross H, French JA et al: Epilepsia 58:522-530, 2017. 翻訳：日本てんかん学会分類・用語委員会，監修：中川栄二，日暮憲道，加藤昌明：ILAE によるてんかん発作型の操作的分類：ILAE 分類・用語委員会の公式声明. てんかん研究 37: 15-23, 2019. 図 2 より引用一部改変)

によって分類します．さらに焦点発作の場合は，意識については該当しないか不明である場合はその言及を省き，運動性または非運動性の特徴によって発作を直接分類しても構いません．脱力発作とてんかん性スパズムでは，通常は意識についての指定はされません．認知発作は，言語や他の認知領域の障害，あるいは既視感，幻覚，錯覚，知覚変容などの陽性症状がみられることを意味します．情動発作では，不安，恐怖，喜びなどの情動あるいは主観的な情動を伴わない感情の出現が認められます．欠神発作は，始まりや終わりが速やかでない場合，もしくは脳波上の非定型的な緩徐全般性棘徐波によって裏付けられる筋緊張の顕著な変化がある場合に非定型とされます．情報が不十分であるか，他のカテゴリーに入れることができない場合，発作は分類不能とされることがあります．特に重要な発作型の略語を**表10-4**にまとめました．

表 10-4 重要な発作型の略語

発作型	略語
意識保持焦点発作（focal aware seizure）	FAS
意識減損焦点発作（focal impaired awareness seizure）	FIAS
焦点運動発作（focal motor seizure）	FMS
焦点非運動発作（focal nonmotor seizure）	FNMS
焦点てんかん性スパズム（focal epileptic spasm）	FES
焦点起始両側強直間代発作（focal to bilateral tonic-clonic seizure）	FBTCS
全般強直間代発作（generalized tonic-clonic seizure）	GTCS
全般欠神発作（generalized absence seizure）	GAS
全般運動発作（generalized motor seizure）	GMS
全般てんかん性スパズム（generalized epileptic spasm）	GES
起始不明強直間代発作（unknown onset tonic-clonic seizure）	UTCS

主要な発作型について推奨される略語を示します.

（Fisher RS, Cross H, D'Souza C et al: Epilepsia 58:531-542, 2017. 翻訳：日本てんかん学会分類・用語委員会, 監修：中川栄二, 日暮憲道, 加藤昌明：ILAE2017 年版てんかん発作型の操作的分類の使用指針. てんかん研究 37: 24-36, 2019. 表 4 より引用一部改変）

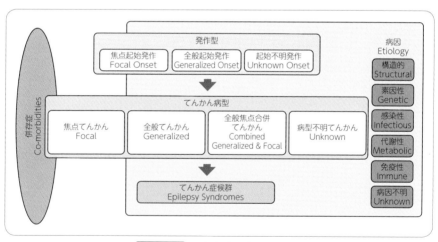

図 10-28 てんかん分類の枠組み

（Scheffer IE, Berkovic S, Capovilla G et al:Epilepsia 58:512-521, 2017. 翻訳：日本てんかん学会分類・用語委員会, 監修：中川栄二, 日暮憲道, 加藤昌明：ILAE てんかん分類：ILAE 分類・用語委員会の公式声明. てんかん研究 37: 6-14, 2019. 図 1 より引用一部改変）

2 てんかん病型

ILAE は，発作型分類との連動を意図して，てんかん分類の枠組みの改定案を発表しました（**図 10-28**）.

診断は，「発作型」，「てんかん病型」（焦点てんかん，全般てんかん，全般焦点合併てんかん，病型不明てんかん），「てんかん症候群」の３つのレベルで行います.

病因診断は患者の初診時から検討すべきです. また診断経路の各ステップ段階でも検討すべきです. １人の患者のてんかんが２つ以上の病因カテゴリーに分類される場合もあります.「良性」という用語は「自然終息性」と「薬剤反応性」という用語に置き換え，状況に応じて適宜使用します.「発達性てんかん性脳症」という予後は，そのまま，あるいは「発達性脳症」，「てんかん性脳症」という形で適宜使用することができます.

ここに目をつけるポイント！

1 病歴聴取の際は，全般てんかんか部分（焦点）てんかんかは脳の局所症状を思い浮かべる.
2 陽性より陰性棘波のほうが病的意義は高い.
3 背景活動から浮き立っているかどうか周波数も含めて判定する.
4 誤判読は患者に大きな不利益を与える可能性があり注意する.

11 徐波の見方

Ⅰ 徐波の解釈

　脳波を見て散発性に θ 波が混入した場合，その結果をどう記載するか，どう解釈するかは悩ましいところです．病的意義の高い徐波をどう見極めるかが重要なポイントです．まず，覚醒時の脳波であるかどうかを確認してください．安静閉眼で後頭部に α 波が出ているにもかかわらず（覚醒度が高い），徐波が出現する場合は，異常と考えてください．逆に後頭部の α 波の周波数が遅くなり振幅が低下したとき（覚醒度の低下；入眠期〜軽睡眠）の徐波は，病的意義が低い（ない）と考えてください．

　覚醒度の高いときに出てくる徐波は，思い切って2つに分けて，その意味を考えることをお勧めします[12, 26]．つまり，時間的に間欠的に出現するのか，ほぼ持続的に出現するのかを見てください．前者の代表例が，前頭部間欠性律動性 δ 活動 frontal intermittent rhythmic delta activity（FIRDA）です．一方，後者の代表は，持続性多形性 δ 活動 persistent polymorphic delta activity（PPDA）です．この2つの特徴的徐波の特徴に関しては，後述します．

　例外はありますが，次の原則を頭に入れておいてください[52]．一般的に，周波数が遅くなればなるほど，また振幅が高くなればなるほど病的意義は高くなります．間欠的に出現する徐波よりも持続的に認められる徐波のほうが，病的意義は高くなります．もしそうした異常が限局性であるならば，その部位に器質的異常が存在する可能性が高くなります．反応性も大事で，音刺激や痛み刺激などで，抑制されなければ異常の程度は高くなります（**9章-Ⅴ**参照）．

Ⅱ 代表的な徐波パターン

時間的に間欠的に出現するのか，ほぼ持続的に出現するのかを見分けることが徐波の性状を知る上で重要です[26]．

1 前頭部間欠性律動性δ活動（FIRDA）

前頭部間欠性律動性δ活動（FIRDA）は前頭部優位に間欠的に両側同期性に出現する律動性δです（図11-1）．間脳・脳幹部などの深部病変（投射性律動，projected rhythm）を示唆する所見と考えられていましたが[54, 55]，むしろ，代謝

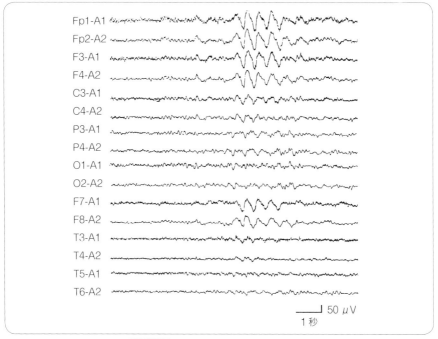

図11-1 前頭部間欠性律動性δ活動

82歳男性で，3日間の意識障害とせん妄状態の病歴があります．一過性の代謝性脳症の回復期にFIRDA を認めています．

（文献26）より一部改変）

性，中毒性，炎症性などの原因による軽度〜中等度の脳症に見られることが多いことがわかってきました[55, 56]．また，アルツハイマー病などの広範な皮質機能低下時にも出現します[26]．てんかんとの関連はありません[57]．後述の PPDA とは異なり，刺激に対して反応性があります．

2 後頭部間欠性律動性 δ 活動 occipital intermittent rhythmic delta activity（OIRDA）

小児では FIRDA ではなく，後頭部に間欠性律動性 δ 活動として認められます（図 11-2）．後頭部間欠性律動性 δ 活動（OIRDA）は，FIRDA とは異なりてんかんとの関連が示唆されていますが[57, 58]，てんかんでない他の病態でも報告されています[57]．発作型との関連はなく，強直間代発作，欠神発作，部分てんかんで見

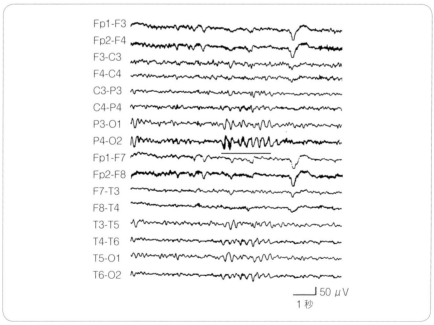

図 11-2 後頭部間欠性律動性 δ 活動

後頭部優位に OIRDA を認めます（下線部）．

（文献 58）より一部改変）

られます．しかし，急性脳症では出現しません．

3 側頭部間欠性律動性δ活動 temporal intermittent rhythmic delta activity（TIRDA）

側頭部に間欠性律動性δ活動がある場合を TIRDA といいます（図11-3）．TIRDA は，片側性で，てんかん（複雑部分発作）との関連が強く，その部位のてんかん原性を示す診断的価値があるといわれています[57, 59, 60]．

4 持続性多形性δ活動 persistent polymorphic delta activity（PPDA）

持続性多形性δ活動（PPDA）は限局性に持続的に出現する不規則な高振幅徐波であり，限局性の病変，すなわち皮質に近い白質病巣を示唆します（図11-4）[12, 26, 52]．FIRDA とは異なり刺激に対して反応性に乏しいのが特徴です．

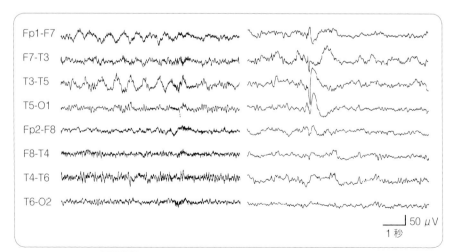

図11-3 側頭部間欠性律動性δ活動とてんかん原性

30歳，女性，複雑部分発作があります．覚醒時に左側頭部に TIRDA を認め（左），睡眠時に同部に鋭波を認めます．

（文献 59）より一部改変）

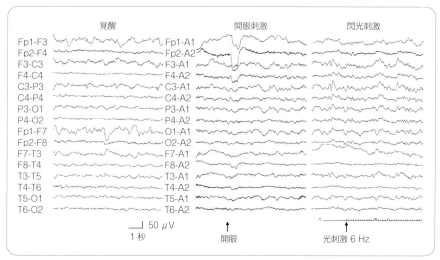

図 11-4 持続性多形性デルタ活動

左前側頭部にある PPDA（左）は，開眼あるいは光刺激で抑制されません．

（文献 12）より）

Ⅲ 徐波の分布と局在

ここでは，FIRDA と PPDA に関しての電位分布と局在に関して具体例を挙げて説明します（**4章-Ⅲ**，**10章-Ⅶ**を参照）．**図11-5** は FIRDA の一例です．まず基準電極導出をみます（**図11-5左欄**）．前頭極優位に 2.5 Hz 程度の律動性 δ 波が 3 秒ほど両側同期性に出現しています．後頭部に α 波が観察されますので，覚醒時脳波だと確認できます．覚醒時に出現する徐波は病的異常所見ですし，その出現の仕方が間欠的なので，FIRDA であると診断できます．しかし，ここで判読を終えるのではなく，この所見を双極導出で確認してください．デジタル脳波計のリモンタージュ機能を使います．縦の双極導出（**図11-5中欄**）を見ると，傍矢状部や側頭部でこの律動性 δ に位相逆転がないことがわかります [end of chain phenomenon（**図10-18**参照）]．つまり，両側前頭極（Fp1，Fp2）の電位が最大だということを示しています．次に，横の双極導出（**図11-5右欄**）を

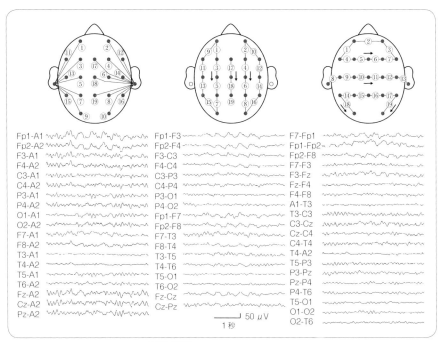

図11-5 FIRDA の電位分布

基準電極導出（左欄），双極導出（縦，中欄），双極導出（横，右欄）の波形や振幅の違いに注目してください．詳細は本文を参照してください．

見てください．前頭部では Fp1 で位相逆転（ときに Fp1 と Fp2 が等電位）があり，少し左前頭極側に電位分布が偏っていることがわかります．これ位の左右差は FIRDA としては，許容範囲です．全般てんかんでも，棘徐波複合が右や左に最大電位が偏ることがあります．頻回でなければ，左右同期性と解釈して構いません．

　PPDA の一例を**図11-6**に示します．FIRDA と同じように，まず基準電極導出を見ます（**図11-6左欄**）．左前側頭極優位に高振幅で周波数が不規則な持続性δ活動が観察されます．左後頭部のα波の出現は乏しいですが，右後頭部にはα波が観察されます．したがって，覚醒時脳波だと確認できます．覚醒時に出現する徐波は病的異常所見ですし，その出現の仕方が高振幅不規則でかつ持続性なので，PPDA であると診断できます．先ほども述べましたが，ここで判読を終

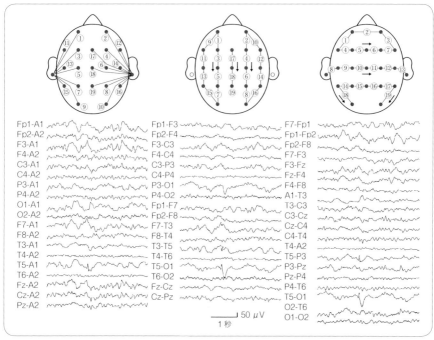

図 11-6 PPDA の電位分布

基準電極導出（左欄），双極導出（縦，中欄），双極導出（横，右欄）の波形や振幅の違いに注目してください．詳細は本文を参照してください．

えるのではなく，この所見を双極導出で確認してください．縦の双極導出（**図11-6 中欄**）を見ると，傍矢状部では F3 で位相逆転，側頭部では Fp1-F7 が等電位となっています．つまり，左前頭側頭部に最大電位を示す徐波だということがわかります．次に，横の双極導出（**図 11-6 右欄**）を見てください．前頭部では Fp1-F7，側頭部では F7-F3 が等電位であることが確認されます．**図 4-3** を参照しながら，頭に等電位マップを描いてみましょう．徐波は前側頭部を最大として，後側頭部（T5）まで広がり，傍矢状部では F3〜P3 まで分布（左前 1/4 半球 anterior quadrant）していることがわかります．その他の所見として，T5 に棘徐波複合（**図 11-6 中欄**，位相逆転）を認めます．この症例は悪性リンパ腫の脳内転移でてんかんを伴っています．徐波だけに目を奪われず，他の所見にも注意してください．こういう破壊性の局在病変をもつ症例では，後頭部優位律動（α

波）の左右差があることも大切な所見の一つです（**図17-1** 参照）．PPDAはその部位に器質的疾患があり，CTやMRIで画像所見として異常が検出されます．PPDAという形ではなく，時々出現する左右差のあるδ波（側頭葉てんかんや軽い脳梗塞巣）の場合は，画像では検出されにくいことが多いようです．持続性ではないδ波をみた場合，器質性異常は軽く，その部の機能低下を示唆する所見と考えてください．

ここに目をつけるポイント！

1 まず覚醒時の脳波であるかを確認する．
2 思い切って時間的に間欠的に出現するか，ほぼ持続的に出現するかの2つに分けて考える．

12 局所性脳病変

Ⅰ 脳波の感度

　局所性脳病変では，様々な脳波異常が見られます．しかもその分布は局在しているとは限らず，広汎に出現する場合があります．したがって，脳波は病変部位の局在や広がりの同定にCTやMRIに勝るものではありません．その質的診断にも限界がありますが，脳腫瘍や脳血管障害で突発性異常波が出現する場合には，補助診断として有用です．臨床の場で遭遇しやすい局所性脳病変としては，脳腫瘍，脳血管障害，頭部外傷などが挙げられます．これらの異常脳波の主体となる徐波化は，特異性の乏しいものですが，その出現パターンからそれぞれの疾患にある程度特異的な所見が捉えられることもあります．

Ⅱ 局所性脳病変と脳波異常パターン [2, 52, 61~63]

1 皮質の局所性病変

　皮質病変では，速波の振幅と量が減少し徐波が出現します．皮質障害部位に一致して電気的活性が減弱するため，徐波の出現は領域性または焦点性となります（図12-1A）．さらに病変から離れるにつれて脳波は正常に近づくというパターンを示します．徐波としては，波形が不規則で律動性が少ない多形性δ波persistent polymorphis delta activity（PPDA）が連続的に出現します．こうした徐波は睡眠時にも出現し，紡錘波などの睡眠波は欠如します．

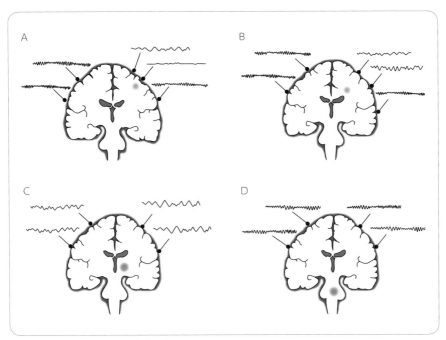

図12-1 脳病巣と脳波異常の模式図

A：脳病巣と皮質病変による脳波異常．病変の中央に電気的に不活性な部分が存在し，その周辺に徐波の部分があり，病変から離れるにつれて脳波は正常に近づくというパターンを示します．対側の脳波は通常，影響を受けません．B: 皮質下病変による脳波異常．影響を受ける頭皮上脳波の範囲は広くなりますが，異常の程度は軽くなることが多く，皮質病変の場合にしばしば見られるような電気的不活性の部分は見られません．C：脳深部病変による脳波異常．片側の視床下部あるいは中脳網様体の損傷によってδ波が連続する脳波像が両側性に見られます．視床の病変でも，患側優位の両側性の高振幅徐波が出現することがあります．D：脳幹病変による脳波異常．深昏睡の状態にありながらα波が左右差なく後頭部優位に全誘導に出現することがありα昏睡と呼ばれます．一般に橋・中脳接合部より尾側の病変で見られます．

（文献61）より）

2 皮質下・深部の局所性病変

　病変が脳の深部に位置するほど，影響を受ける頭皮上脳波の範囲は広くなります（図12-1B）．影響は同側大脳皮質の広い範囲に及び，特に視床病変では，同側大脳半球全体に影響が見られ，時には対側大脳皮質にまで影響が及びます．視床病変では優位律動が著明に影響され，律動性および非律動性のδ波と律動性θ波が出現します（図12-1C）．

91

3 間脳・脳幹病変

　視床下部あるいは中脳網様体の損傷では，高振幅あるいは低振幅のδ波が連続する脳波像が両側性に出現し，これは最も定型的な昏睡時の脳波所見です．　橋・中脳接合部付近の脳幹病変では，深昏睡の状態にありながら，一見正常なα波が左右差なく後頭部優位に全誘導に出現することがあり，α昏睡と呼ばれます（図12-1D）．椎骨脳底動脈の閉塞による脳幹梗塞や橋出血後に見られます．

III 疾患からみた局所性脳病変による脳波異常

1 脳腫瘍[2, 61)]

　画像検査の進歩により，脳波検査の有用性は低下しており，けいれん発作を伴わない症例では，脳波検査が施行されない場合がほとんどです．脳腫瘍そのものは脳波を発生しませんが，腫瘍が周囲を圧迫し直接あるいは循環障害を介して間接的に脳組織を障害した場合に異常が生じます．脳腫瘍で見られる脳波異常は前述 II の 1 ～ 3 に準じます（図12-2）．これらの脳波異常は脳血管障害とは異なり，時間の経過とともに増悪するのが一般的です．この点で時間の推移とともに脳波を比較すれば脳血管障害と脳腫瘍とは鑑別可能となりますが，1回の脳波記録だけでは脳波異常は共通のことが多く，鑑別は難しいと思われます．脳膿瘍も占拠性病変であり，その脳波変化は腫瘍と同じと考えられます．程度にもよりますが，腫瘍近傍の皮質やグリオーシスなどの存在部位では，しばしば易興奮性を示し，不規則徐波の出現とともに棘波の出現が見られます．

2 脳血管障害[2, 52, 61～63)]

　脳血管障害の脳波所見の特徴は，背景活動の抑制，徐波の出現，時間的推移です．　画像上に変化の現れにくい24時間以内の虚血性病変でも，脳波上は明らかな多形性徐波が見られることがしばしばあり，超早期の診断に脳波は有用です（図12-3）．

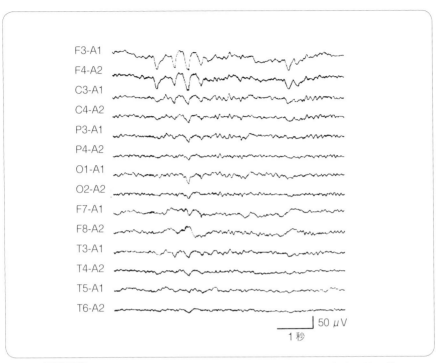

F3-A1
F4-A2
C3-A1
C4-A2
P3-A1
P4-A2
O1-A1
O2-A2
F7-A1
F8-A2
T3-A1
T4-A2
T5-A1
T6-A2

50 μV
1秒

図12-2 小脳血管芽腫の症例（50歳，女性）に見られた単律動性δ波

典型的なものは前頭部に両側性に出現し，FIRDA と呼ばれます．

（文献61）より一部改変）

　テント上病変の急性期の脳波所見では，脳出血と脳梗塞とを問わず，局所性の多形性のθ，δ波が出現し，多くは同側の背景活動の抑制を伴います．しかし，重篤な病変では，δ波，θ波などの徐波を主体とした汎発性異常を呈します（**表12-1**）．大脳皮質病変が高度であれば低振幅となります．また周期性一側てんかん型放電 periodic lateralized epileptiform discharges（PLEDs）が見られることもあります．これは，病側半球に同期的に出現する鋭波で，背景活動が著明に抑制されほぼ平坦になります．これらの脳波所見の改善の経過は，通常δ波の減少に続いてθ波の減少です．慢性期には症例の約半数は正常脳波に移行するか，わずかの徐波が散発性に病変側に見られたり，時に優位律動のα波にθ波が混入したりします．

表12-1 局所性／片側性脳波所見と急性半球性（脳卒中）病変との関連（n=54）

脳波所見	重要な関連がある解剖学的所見
局所性徐波	
持続的	圧排効果＋＋　深部病変＋＋
間欠的	圧排効果±　深部病変±
反応性	
非反応性局所性徐波	中～高度病変（4cm以上）　圧排効果＋＋
反応性局所性徐波	小病変　深部障害±　圧排効果±
優位律動	
同側の優位律動異常	深部病変＋　圧排効果＋
同側の優位律動正常	小病変　深部障害±　圧排効果±

圧排効果：占拠性病変による正中偏位ないし脳室の偏位と変形
深部病変：大脳基底核ないし視床障害

（文献52）より一部改変）

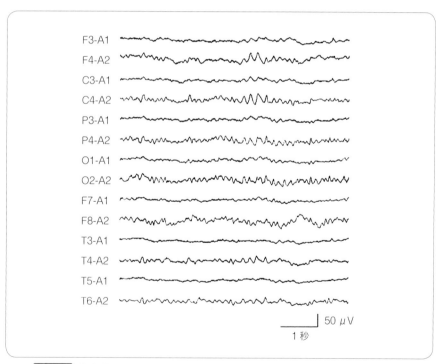

F3-A1
F4-A2
C3-A1
C4-A2
P3-A1
P4-A2
O1-A1
O2-A2
F7-A1
F8-A2
T3-A1
T4-A2
T5-A1
T6-A2

50 μV
1秒

図12-3 左中大脳動脈閉塞による脳梗塞急性期症例（64歳，女性）の脳波

皮質を含む広範囲の梗塞のため患側の大脳半球では著明な低振幅徐波化が見られます．

（文献61）より一部改変）

テント下病変では，テント上病変に比べて脳波所見の異常は多くはありません．広範な脳幹小脳梗塞が認められる症例では，全般性の徐波を主体とする異常や α 昏睡 α-coma，β 昏睡 β-coma などの特殊な脳波異常が見られますが，下部脳幹（延髄，橋）に限局した梗塞では，ほぼ正常か広汎性の不規則 α 律動程度のごく軽度の異常しか認められません．一過性脳虚血発作（TIA），回復性虚血性神経脱落症候（RIND），ラクナ棟塞では，脳波はほとんどの場合正常です．

もやもや病は，ウイリス動脈輪の進行性の狭窄・閉塞によって生じ，脳梗塞や脳内出血をきたす疾患です．本疾患では，特徴的な脳波所見－過呼吸賦活終了後の再徐波化 re-build up が認められます[64, 65]．Re-build up は，過呼吸負荷中止後

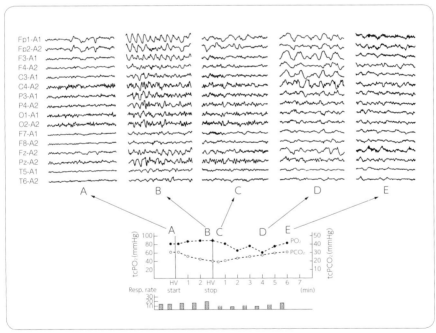

図12-4 もやもや病の re-build up

（A）過呼吸開始，（B）build up 出現，（C）過呼吸終了時，（D）過呼吸終了後4分で re-build up 出現（左前側頭部の δ 波），（E）過呼吸終了後6分で徐波化は徐々に改善．過呼吸時，PCO_2 は低下し，PO_2 はやや増加します．過呼吸終了後，PCO_2 は徐々に元のレベルに戻りますが，PO_2 は低下します（皮質全体の低酸素状態）．呼吸数は過呼吸終了後低下し，呼吸抑制が起こります（下グラフ）．

（大山秀樹，新妻　博，藤原　悟，他：小児 Moyamoya 病過呼吸時の脳波．Re-build up の発現機序．脳神経外科，13：727-733，1985 より一部改変）

一度消失した通常の徐波（build up）が 20～60 秒後に再度出現するもので，小児期のもやもや病によく見られます．ただし，もやもや病と確定診断された患者に過呼吸検査をすることは，TIA 発作の誘発があるため禁忌です．最近は，もやもや病という診断がつかないまま脳波検査を施行されて，re-build up により見つかることが多いようです．

3 頭部外傷 [2, 61)]

局所性脳損傷は，通常大脳皮質を中心に発生します．しかし急性期に，それに対応する部位から，限局性の脳波異常を検出できることは多くはありません．急

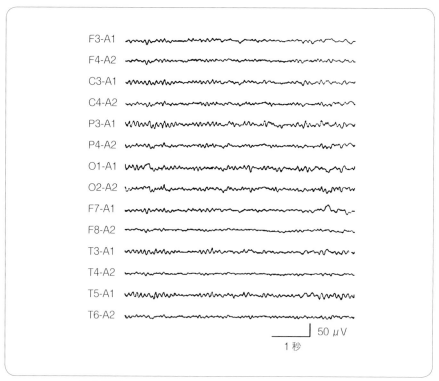

図 12-5 右慢性硬膜下血腫症例（72 歳，男性）の脳波

血腫の存在により皮質と記録電極との間の距離が大きくなるため α 波の振幅が低下します．特に右側頭部の誘導で著明です．

（文献 61）より一部改変）

性期には，血腫や浮腫とそれらに伴う循環障害による徐波が広汎に現れ，限局性の変化をマスクしてしまうためです．局所性脳損傷では，広範囲に二次損傷が起きなければ意識障害を生じません．したがって，急性期から亜急性期にかけての広汎性徐波は，意識障害の程度および推移とよく相関します（**13章**参照）．一方，びまん性脳損傷では，受傷直後には必ず意識障害を伴います．びまん性脳損傷の最も軽症なものが脳震盪で，こうした病態では機能的変化が主体であるため，深昏睡になっていても全く脱落症状を残さずに回復します．

　大脳皮質を中心に発生した局所性脳損傷は，慢性期に入ると損傷部位に限局した脳波異常が明瞭になります．多くの場合は，中～高振幅の不規則な徐波が出現しますが，損傷がごく限局したものであれば，脳波異常は検出されません．また，脳波は外傷性てんかんの発生を予測するうえで重要な情報源となります．広汎に棘波が記録されたものでは，てんかん発作の発生は高率です．徐波もしくは棘波が限局性に記録される症例では，20% 程度に発作を起こす可能性があると考えられています．

　脳実質損傷が軽微であっても硬膜下もしくは硬膜外に血腫が貯留した状態では，脳波に特徴的変化が検出されます．血腫の存在により，脳波の発生源である皮質と記録電極との間の距離が大きくなるため，記録される α 波の振幅が低下します（**図 12-5**）．

ここに目をつけるポイント！

1 脳波で病変部位の局在を推定するのは難しい．
2 脳波の経時的変化を観察することが大事である．

13 びまん性脳症・意識障害

Ⅰ 脳症と脳波異常

　脳にびまん性の機能異常をきたした病態を広く脳症 encephalopathy といいます．脳症で認められる脳の機能異常は，原因は何であれ，脳のエネルギー代謝の障害によって生じます．様々な病因によって起こる脳症は，広義の代謝性脳症という概念でくくることができます（表 13-1）[66]．脳症での脳波異常は多くは非特異的で，病因を確定する根拠とはなりません．しかし，重症度の判定や予後の推

表 13-1 びまん性脳障害の病因分類

Ⅰ. 酸素，糖，代謝因子の欠乏
- A. 低酸素（脳血流は正常）
- B. 脳虚血
- C. 低血糖
- D. ビタミン欠乏

Ⅱ. 脳以外の臓器障害
- A. 肺，肝，膵，腎の障害
- B. 内分泌系の機能亢進・低下
- C. その他の全身疾患（糖尿病，癌，ポルフィリア，敗血症）

Ⅲ. 中枢神経系の感染・出血
髄膜炎，脳炎，プリオン病，くも膜下出血，脳室内出血など

Ⅳ. 中枢神経系の変性
脂質病，糖原病，ミトコンドリア脳症・MELAS など

Ⅴ. 外因性中毒物質
向精神薬，有機リン，シアン化合物，重金属など

Ⅵ. 電解質や酸・塩基平衡の異常
高・低カルシウム血症，アシドーシス，アルカローシスなど

Ⅶ. その他
低体温，高体温など

（文献 66）より）

98

定をするための価値ある情報を提供してくれます．脳波では脳症の重症度に応じて，優位律動の徐波化，間欠性あるいは持続性δ活動，三相波，周期性てんかん性放電，群発・抑制交代などを認め，最悪の場合には大脳電気的無活動（平坦脳波）となります．脳波は，無酸素脳症や肝性脳症では特に重症度の判定に有用です．亜急性硬化性全脳炎やCreutzfeldt-Jakob病では，疾患にかなり特異的かつ特徴ある周期性放電が認められます．

II 脳症と脳波所見

急性脳症では原因の如何にかかわらず臨床重症度と脳波所見には高い相関が認められます[24]．背景活動の変化だけでなく，刺激に対する脳波の反応性が重要な評価項目になります[9, 15, 26, 67~69]．

1 軽度脳症

意識の混濁と昏迷状態では，優位律動（α波）の徐波化が見られ，障害度に応じてθ波が出現します．さらに脳機能が低下すると，θ波の分布は後頭部優位から全般化し，視覚刺激に対して反応性が低下してきます．外的刺激により背景活動の振幅の低下，速波化，徐波の減少を認めます（図13-1）．

2 中等度脳症

間欠的に徐波，特にδ波が前頭部優位（小児の場合は後頭部優位）に出現します（図13-2）．場合によっては，低振幅不規則活動（αないしθ波）と高振幅徐波（θないしδ波）が変動しながら，あるいは交代性に出現します（図13-3）．外的刺激により，高振幅徐波は抑制される傾向があります．"**奇異性覚醒反応**[67]"（別名：刺激誘発性δ活動[15]）は刺激により覚醒度が上がったにもかかわらず，高振幅徐波が増強する現象です（図13-4）．

3 重度脳症

高振幅δ活動が主で，それより速い波は消失します．また，外的刺激による反

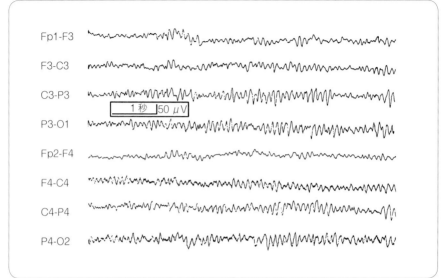

図 13-1 軽度脳症の脳波（21 歳男性）

9 Hz の α 波が後頭部優位だが，前頭部にまで波及（diffuse α）しています．θ 波も散見されます．外的刺激により，背景活動は抑制されました．軽い脳挫傷で入院し，全快して退院しました．

（文献 68）より一部改変）．

応性は消失します．障害がさらに進むと，すべての背景活動が低振幅化（20 μV 以下）するか，変化に乏しい比較的低振幅な（100 μV 以下）δ 波主体になります．群発・抑制を呈する症例もあります．最重症例では電気的無活動になります．3 つのパターン（低振幅 δ 波，群発・抑制，大脳電気的無活動）は，薬物中毒でなければ予後は不良です．刺激に対する反応性欠如はより強い昏睡状態を示唆し，それだけ強い脳機能障害状態を表します．

III 脳波による重症度評価

Markand[24] による成人脳波の 5 段階評価は次のとおりです．

グレード 1（正常もしくはほとんど正常）：背景活動は α 波から構成される．散在性の θ 波が混入することもある（**図 13-1**）．

グレード 2（軽度異常）：背景活動は θ 波から構成され，それに α 波や δ 波が混

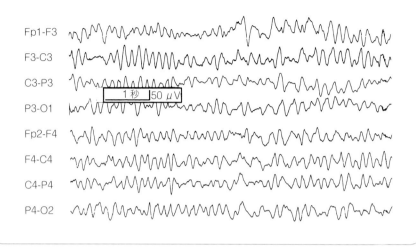

図 13-2 中等度脳症の脳波心停止による低酸素脳症の症例（55 歳男性）

4～5 Hz の θ が全般性に出現し，α と δ が少量混じています．このパターンは刺激により減衰しました．
昏迷状態だが刺激で覚醒する状態で，翌日，全快して退院しました．

(文献 68) より一部改変)

じる（図 13-2）．

グレード 3（中等度異常）：背景活動は持続性の多形性 δ 波から構成され，それ
より速い周波数成分はほとんど見られない．脳波は変動性を示し，疼痛刺激に対
して反応性がある（図 13-3, 4）．

グレード 4（重度異常）：比較的低振幅（100 μV 以下）の δ 波が主体で（図
13-5, 6），あらゆる刺激に反応しない．群発・抑制交代パターンを呈すること
もある．

グレード 5（最高度異常）：ほぼ平坦か電気的無活動記録（図 13-19 参照）．

Ⅳ びまん性脳症

次に代表的な脳症の特徴を述べます [24, 66, 68, 69]．意識障害時の脳波所見の記載に
は，迷う場合があります．アメリカ臨床神経生理学会から 2013 年に出された重
症患者における持続脳波モニタリング時の用語集を参考にしてください [15]．

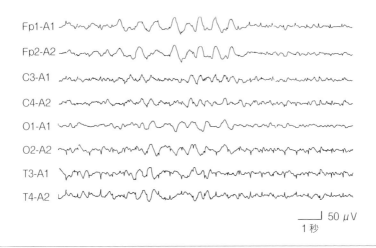

図 13-3 変動脳波パターン

高振幅δ波活動と低振幅不規則θ，α活動が交互に出現します.

（文献 26）より一部改変）

1 肝性脳症

　1950 年，Foley ら[70]が "blunted（鈍い）spike and wave" と記載した陰−陽−陰の三相性波形を，後に Bickford と Butt[71]が "triphasic waves" と名付けました．彼らは，正常脳波→θ波主体の背景活動→三相波→びまん性δ活動という一連の脳波の変化が正常覚醒から深昏睡に至る臨床重症度と相関することを報告しました．三相波は，前頭部優位に見られます（**図 13-7**）．前後方向の縦の双極導出で記録された三相波は，前方の波形が後方の波形より早く出現するように見え，あたかも波形が前後方向に伝播するように見えます[66]．肝性脳症に特徴的な脳波所見とされていますが，現在では，特異的所見ではなく，他の代謝性脳症でも出現することが指摘されています．三相波は血中アンモニア濃度とは必ずしも相関しないといわれています．

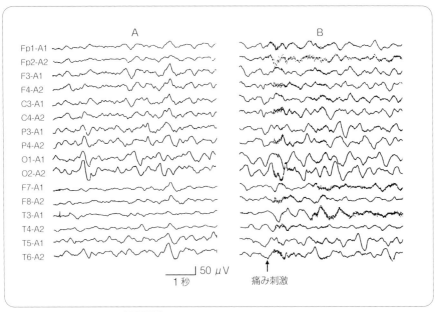

図13-4 奇異性覚醒反応（図9-8再掲）

ウイルス性脳脊髄膜炎（3歳）の症例で，後頭部優位に全般的に不規則δ活動が出現しています（A）．痛み刺激により背景活動の著明な徐波化が出現しています（B）．

(文献26) より一部改変)

2 尿毒症

　臨床的に精神症状が出現するまでは正常脳波です．軽症では背景活動の徐波化があり，中等症になると奇異性覚醒反応がよく見られます（**図13-4**）．20％に三相波が出現し，BUN濃度と一部相関があります．まれにてんかん型活動（不規則棘徐波複合，多棘徐波複合など）が見られます．光刺激による光突発反応も見られます[26]．ミオクローヌスも出現しますが，脳波では発作波を伴いません．

3 無酸素脳症

　脳が虚血状態になると，その持続時間に応じて脳波所見は変化します[68]．心停止による脳血流の途絶後，最初の3～6秒間には脳波の変化は見られません．途絶後，7～13秒後に高振幅の徐波が出現し，背景脳波の周波数は低下します．

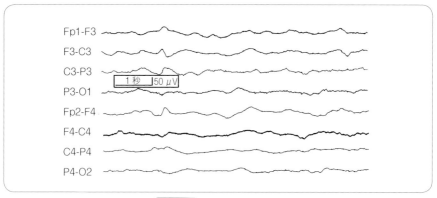

図13-5 重度脳症の脳波

交通事故による重度脳挫傷の症例（18歳男性）で，びまん性δ波が主体で，低振幅のθ，β波も少量混じています．あらゆる刺激に反応しません．数時間後に死亡しました．

（文献68）より一部改変）

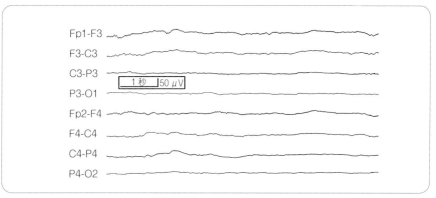

図13-6 重度脳症の脳波

交通事故による重度脳挫傷の症例（24歳女性）で，低振幅の不規則δ波が前頭部優位に出現しています．かなり低振幅のθ，β波も少量混じています．あらゆる刺激に反応しません．24時間後に死亡しました．

（文献68）より一部改変）

4〜8分，脳の無酸素状態が続くと，不可逆性の脳傷害が起こります．グレード1の脳波所見を呈する例は，予後良好です．グレード4，5の脳波所見（群発・抑制，電気的無活動）例は，致死的です．α昏睡や周期性脳波パターンを示すこともあります．

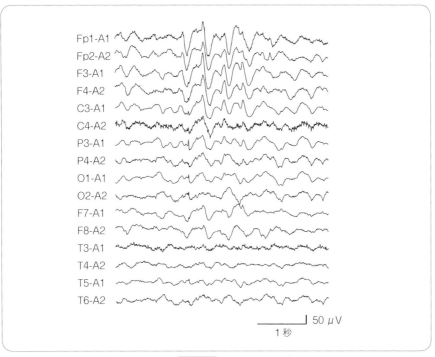

図 13-7 三相波

前頭部優位に陰 - 陽 - 陰の三相波（陽性成分が主）が出現します．後頭部を見ると α 波がなく，δ 波が前頭部優位に全般性に出現しています．

(文献 9) より)

4 低血糖

　個人差が大きく血糖値との相関が乏しいのが特徴です．初期の脳波変化として，過呼吸負荷への感受性が高まります．高振幅不規則 δ あるいは律動性 δ 活動が出現し，終了後も変化が遷延します．50〜80 mg/dL レベルになると，背景活動の徐波化（$\alpha \rightarrow \theta$）が起こります．40 mg/dL 以下になると，$\theta$，$\delta$ 主体となり，FIRDA や発作波も出現します．昏睡状態になると脳活動は著明に抑制され，平坦になります．

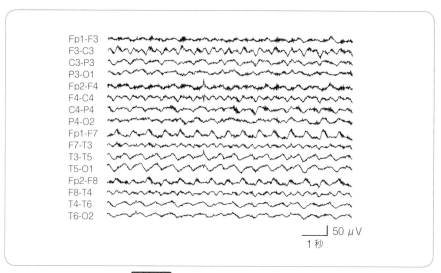

図13-8 Extreme delta brush

NMDA 受容体抗体陽性の 19 歳男性で，ジスキネジア，けいれん，昏睡状態を呈しました．2～2.5 Hz の律動性 δ に律動性 β 活動が重畳します．

（文献 73）より一部改変）

5 高血糖

多少の高血糖は脳波に影響しません．ケトアシドーシスでは，背景活動の徐波化（α→θ,δ）が見られ，非ケトン性高浸透圧性昏睡では，発作波が出現します．

6 低 Na 血症

116 mg/dL 以下になると，背景活動の徐波化が起こり，三相波や PLEDs が観察されることもあります．

7 低 Ca 血症

6.5 mg/dL 以下になると，背景活動の徐波化が起こり，発作波も出現します．

8 高 Ca 血症

13 mg/dL 以上になると，背景活動の徐波化が起こり，発作波も出現します．まれに三相波や FIRDA も観察されます．

9 低体温症

30℃以下になると体温依存性変化の脳波所見となります．20〜22℃になると群発・抑制パターンが出現し，18℃以下になると完全に抑制されます．これらの変化は可逆性なので，脳死判定のときには，低体温を除外する必要があります．

10 甲状腺機能亢進症

α 律動の速波化や中心部に β が出現します．また θ や δ が散見されます．

11 甲状腺機能低下症

低振幅 θ パターンを呈します．Creutzfeldt–Jakob 病に類似した周期性全般性鋭波が出現することもあります．

12 橋本脳症

甲状腺機能が正常あるいは補正しているにもかかわらず精神神経症状をきたします．抗甲状腺抗体による自己免疫性の脳症であり，けいれん，昏迷，ミオクローヌス，認知症，昏睡，錐体路徴候，小脳失調など多彩な神経症状を呈します．ステロイドに対して良好な反応を示すのも特徴の一つです．背景活動の徐波化，光感受性，三相波，FIRDA，発作波，周期性鋭波パターンなど多彩な脳波所見を示します [68, 72]．

13 自己免疫性脳炎

NMDA 受容体抗体，抗 VGKC 抗体，抗 AMPA 受容体抗体による自己免疫性のメカニズムによって辺縁系症状をきたす疾患です．精神症状，けいれん発作，不随意運動など多彩な神経症状を示します．50% にてんかん発作波が見られます．NMDA 受容体抗体脳炎では，"extreme delta brush" という特徴的な脳波所見を認めます [73] (**図 13-8**)．これは，重篤な障害を示唆し，回復に時間がかかる所見です．

Ⅴ 周期性脳波パターン

　周期性脳波パターンは，周期性放電の間隔（短周期性（0.5～4秒）と長周期性（4～30秒））や分布（一側性，両側独立性，全般かつ両側同期性）などの出現様式で分類されます[74]．

1 周期性一側性てんかん型発射 periodic lateralized epileptiform discharges（PLEDs）

　1964年，Chatrian らが"recurrent sharp waves"と呼んでいた波形を PLEDs として記載しました[75]．これは，一側性に同期的に出現する高振幅複合波で鋭波や棘波を伴います（図13-9）．ヘルペス脳炎に特異的といわれますが，その多くは重篤な一側性病変，すなわち脳血管障害や脳腫瘍で認められます[74, 75]．

2 両側性独立性周期性一側性てんかん型発射 bilateral independent periodic lateralized epileptiform discharges（BiPLEDs）

　独立した PLEDs が，両半球に出現します（図13-10）．無酸素性脳症，脳炎や髄膜炎，てんかんなどで見られます．PLEDs よりもヘルペス脳炎に特異的という報告があります．また，PLEDs より重篤で昏睡状態を呈し，致死率も高いとされています．

3 短周期性全般性放電 periodic short-interval diffuse discharges（PSIDDs）

　わが国では，周期性同期性放電 periodic synchronous discharges（PSD）が一般的です（図13-11）．欧米では，periodic sharp wave complexes（PSWC）[26, 76]とか generalized periodic discharges（GPDs）という形容が多いようです．Creutzfeldt–Jakob 病の 2/3 に PSD を認めます[76]．そのほかには肝性昏睡，無酸

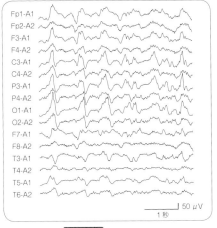

図13-9 PLEDs

左半球にPLEDsが出現しています.

（文献9）より）

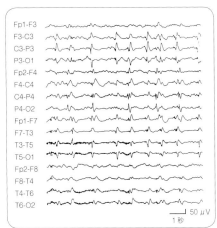

図13-10 BiPLEDs

両側半球に独立したPLEDsが出現しています.

（文献74より）

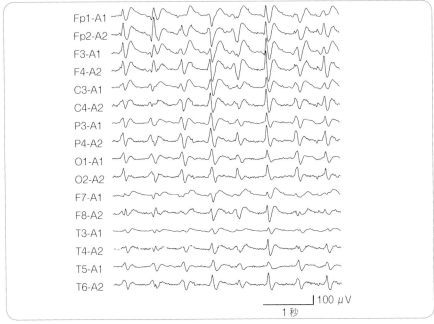

図13-11 Creutzfeldt–Jakob病

両側同期性に鋭徐波複合（PSD）が周期的に出現しています.

（文献9）より）

素脳症，薬物中毒，非けいれん性てんかん重積状態（後述）でも PSD を認めます．筆者たちは SLE 脳症で一過性の PSD を経験しました[77]．

4 長周期性全般性放電 periodic long-interval diffuse discharges（PLIDDs）

亜急性硬化性全脳炎 subacute sclerosing panencephalitis（SSPE）では長周期性（3秒前後）の多相性の全般性高振幅鋭徐波複合を認めます（**図 13-12**）．SSPE におけるミオクローヌスに関連した放電です．

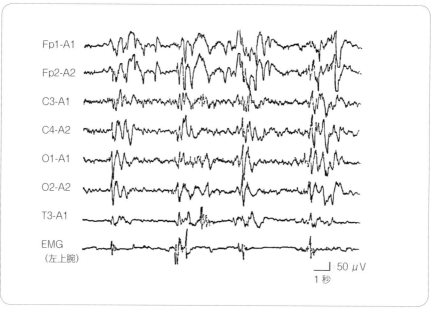

図 13-12 亜急性硬化性全脳炎

13歳女児の脳波で，4～5秒の周期で高振幅鋭徐波複合を認めます．左上腕二頭筋の筋電図からはミオクローヌス放電を認めます．

（文献 26）より）

VI 昏睡時における特殊な脳波パターン

　種々の脳症による昏睡時には，健常成人の覚醒時に出現する α，β 波や睡眠時に出現する θ，δ，紡錘波に近似した波が出現します．周波数は正常でも，病的状態で出現する波であり，性状が異なります．多かれ少なかれ外的侵害刺激に反応性が乏しいのが，昏睡時の特異な周波数パターンに共通しています．脳障害の程度が高度になるにつれ，低振幅化ないし群発・抑制パターンとなり，最終的には脳死（電気的無活動）になります．

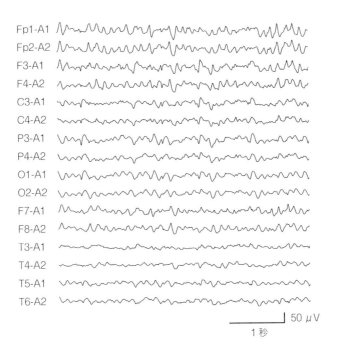

図 13-13 α 昏睡

（文献9）より）

1 α昏睡 alpha coma

α昏睡は，昏睡患者の脳波にα波が優位である場合を指します（**図13-13**）[78]．心肺停止後（無酸素脳症，8〜13 Hz，10〜50 μV，びまん性で前頭部優位，外的刺激に無反応），中毒性脳症（α波にβ波が重畳），脳幹病変（後頭部優位のα波，感覚刺激や光刺激に反応）の3種類に分けられます[79]．多くは予後不良です．

2 β昏睡 beta coma

12〜16 Hzのβ波にα，θ，δ活動が見られます（**図13-14**）．深昏睡なら反応性は消失します．薬物中毒（ベンゾジアゼピン，バルビツレート）で多く見られます．昏睡は可逆性で，予後も良好です．

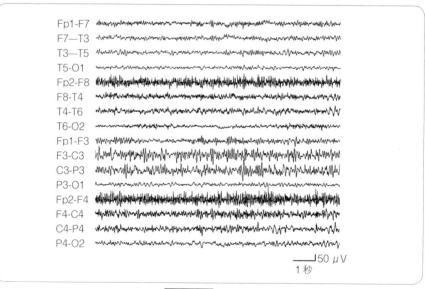

図13-14 β昏睡

（文献79）より）

3 **θ昏睡** theta coma

θ波優位もしくは，α，δ波が重畳します．刺激に対して反応性に乏しく，α昏睡と同様に予後不良です（**図13-15**）

4 **δ昏睡** delta coma

進行性脳症あるいは昏睡状態で高振幅の多形性δ，律動的δ，三相波様δなどが前頭部優位に出現します（**図13-16**）．初期には反応性を示しますが，重篤になると無反応となります．皮質下白質の障害や代謝性脳症で見られます．

5 **紡錘波昏睡** spindle coma

低振幅のθ，δ波に加えて紡錘波が出現します（**図13-17**）．原因は様々です．頭部外傷研究では，視床以下で橋・中脳接合部付近の障害が原因とされています[76]．刺激によりK複合が出ることもあります．また，頭蓋頂鋭一過波も見られますが，レム睡眠はありません．紡錘波が出現することは大脳半球の機能が保たれていることを意味するので，刺激に対する反応性があれば予後は良好です．

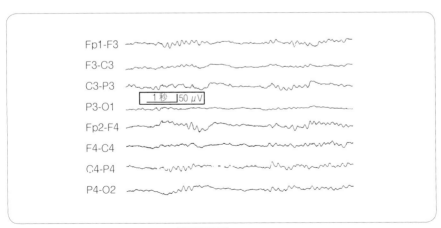

図13-15 θ昏睡

9歳男児で交通事故による頭部外傷で深昏睡の状態です．5 Hzの律動的θが前方優位で1 Hzのδに重畳して出現します．

（文献68）より一部改変）.

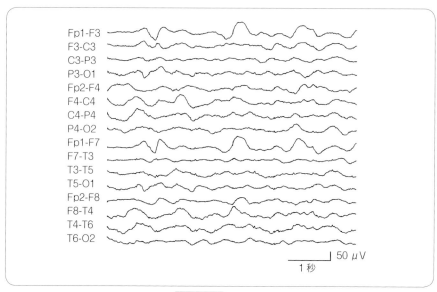

図 13-16 δ昏睡

高振幅で 1.5～2 Hz 程度の δ 波が前方優位に出現します.

（文献 79）より一部改変）

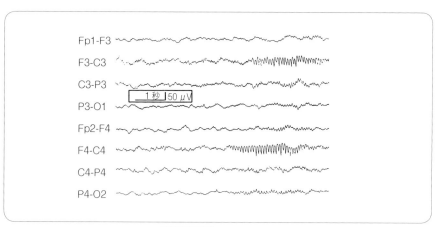

図 13-17 紡錘波昏睡

18 歳男性で脳挫傷直後にとられた脳波です．外的刺激でこの紡錘波は抑制されました．14 日後に回復して退院しました.

（文献 68）より一部改変）

6 群発・抑制パターン burst-suppression pattern

同期性に不規則高振幅徐波複合が出現し，その間欠期では背景脳波が抑制され平坦となった状態です（図13-18）．重篤な脳障害を示唆しますが，バルビツール系薬物中毒でも出現します[26]．

7 無反応性低振幅徐波パターン low-voltage slow, nonreactive pattern

心停止後に，低振幅で無反応性の脳波が出現します（図13-5，6）．予後不良で死亡するか植物状態となります．

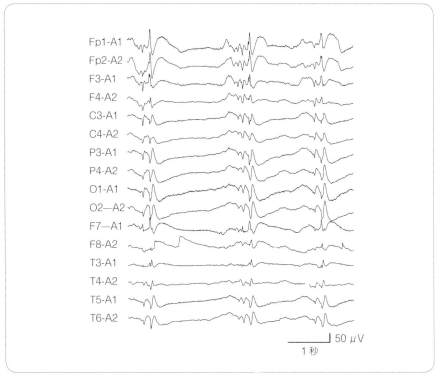

図13-18 群発・抑制パターン

（文献9）より）

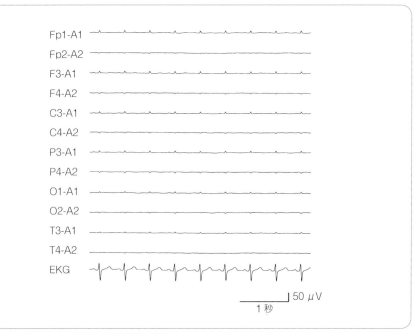

図 13-19 電気的無活動パターン

（文献 9）より）

8 大脳電気的無活動 electrocerebral inactivity

　視察できる脳活動は 2 μV 以上です．それ以下の活動は電気的ノイズと区別がつきません．この状態は脳波学的には最重度の障害で，刺激に対して無反応となります．薬物中毒と低体温は必ず鑑別する必要があります．法的脳死判定時には双極導出時には，電極間距離を少なくとも 7 cm 以上とり，感度を 4〜5 倍（2.5 μV/mm あるいは 2 μV/mm）にしても平坦であることを確認します（図13-19）．

ここに目をつけるポイント！

1 刺激に対する脳波の反応性が重要な評価項目となる．

14 変性疾患

I 変性疾患の病理と脳波

　変性疾患による脳波の特徴は，背景活動の不規則化と周波数低下です．主な病変が灰白質（皮質あるいは皮質下），白質，その両方を含むかによって脳波の特徴が変わります[26, 80]．

1 白質優位の病変

　①背景活動の異常，②てんかん型波形や発作波がない，③高振幅持続性の多形性δ活動，の3つが特徴です[26]．特に白質ジストロフィー症，Schilder病や進行性多巣性白質脳症でこのような所見が見られます（図14-1）．

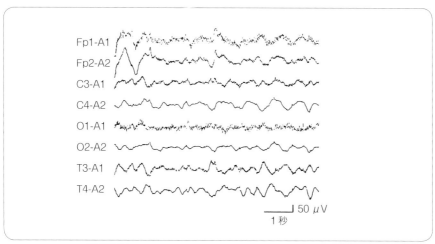

図14-1 異染性白質ジストロフィー症の脳波（3歳）

進行期の脳波で，高振幅多形性δ活動が全般性に認められます．

（文献26）より一部改変）

2 皮質灰白質優位の病変

①背景活動が不規則で低振幅徐波が混入，②多形性δ活動に乏しい，③両側同期性の発作波はない，の3つが特徴です[26]．一般的に，白質病変を伴わない場合は，徐波化を呈することが多く，アルツハイマー病（後述）がその典型です．

3 皮質・皮質下灰白質優位の病変

①背景活動の異常，②周期性発作性棘徐波複合，③多形性δ活動に乏しい，の3つが特徴です．周期性発作性棘徐波複合は，皮質・皮質下灰白質の異常な相互作用と考えられています[26]．SSPEやCreutzfeldt-Jakob病などが代表例です（13章参照）．

4 主病変が大脳以下

脊髄小脳変性症，パーキンソン病，進行性核上性麻痺などでは，脳波の変化が軽度です．

Ⅱ 代表的な変性疾患の脳波

1 パーキンソン病

パーキンソン病Parkinson desease（PD）では，4割程度に背景活動の徐波化とθ，δ波の混入が見られます[26]．定量的周波数解析をすると，徐波化の程度はPDの重症度や遂行機能障害と相関が見られることが注目されています[81]．

2 パーキンソン症候群

進行性核上性麻痺（PSP），大脳皮質基底核変性症（CBD），多系統萎縮症，レビー小体型認知症（後述）など挙げればきりがありません．脳波の変化は，初期には軽微です．PSPとCBDの初期の脳波を比較検討した筆者たち[82]の研究では，背景活動はほぼ正常で，両疾患ともFIRDAを認めました．一方，CBDでは，

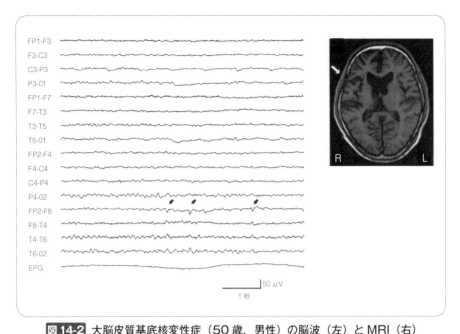

図 14-2 大脳皮質基底核変性症（50 歳，男性）の脳波（左）と MRI（右）

脳波では，右前側頭部に局所性徐波を認めます（黒矢印）．MRI では同部の萎縮を認めます（白矢印）．
（文献 82）より一部改変）

局所性の徐波（病変側により強い）を認めました（**図 14-2**）．いずれも非特異
的な脳波所見ですが，臨床診断をする際の補完的情報となります．

3 ハンチントン舞踏病

　ハンチントン舞踏病（HD）の覚醒時脳波は，比較的早期に α 律動の減少また
は消失が見られ，速波と徐波を主とする低電位パターンをとることが特徴とされ
ています（**図 14-3**）[83]．その機序として，大脳皮質神経細胞の電気活動の同期性
の障害が指摘されています[84]．また，発症前 HD では 7〜8 Hz の帯域の振幅低
下が報告されています[85]．ウィルソン病（肝レンズ核変性症）でも低電位脳波が
報告されていますので[84]，大脳基底核が間接的にしろ，脳波の同期性に影響を及
ぼしている可能性があります．

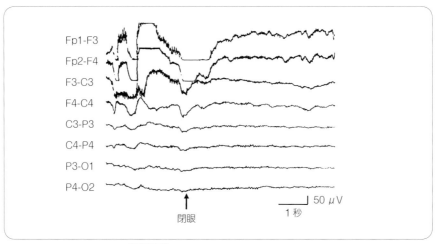

図 14-3 ハンチントン舞踏病の脳波

家族歴がある男性で，11 年後に死亡しました．剖検では，典型的な病理像を示しました．脳波をとったときは，歩行異常と舞踏病様運動を認めています．ごくわずかの α 波を認めますが，10 μV 以下の低振幅です．

（文献 83）より一部改変）

4 認知症

　超高齢化社会の到来により，認知症患者は加速度的に増加しています．認知症の 60% を占めるアルツハイマー病 Alzheimer desease（AD）は早期治療介入の観点から，前臨床期 AD（認知機能正常，アミロイド PET 陽性）や軽度認知障害（記憶力低下，他の認知機能は正常）での診断バイオマーカーが求められています．現時点で，AD のバイオマーカーは臨床的な認知機能低下，アミロイド PET 陽性です．脳脊髄液の A β，タウ蛋白測定もありますが，やや侵襲的であり，臨床ルーチン検査としては難があります．しかし脳波は，安価で繰り返し測定可能です．認知症の脳波所見は，非特異的な異常所見を示しますが，経過を追うには簡便な方法といえます．

a. アルツハイマー病

　認知機能症障害に加えて感情や意欲の障害，幻覚・妄想・徘徊・興奮などの精神症状・行動障害が見られます．初期から α 波の異常が出現し，背景活動の徐波

化が目立ちます[24, 86]（図 14-4，5）．経過も大事で，症状が進行すると異常の程度が強くなります（図 14-5，6）．

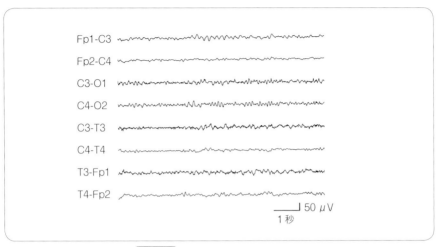

図14-4 アルツハイマー病の脳波

75歳男性で，背景活動の徐波化と組織化が不良です．左側頭部に局所性徐波も認めます．

（文献 26）より）

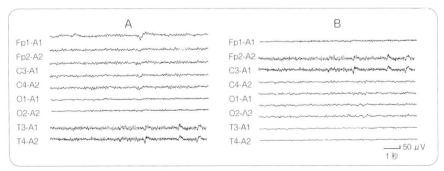

図14-5 アルツハイマー病の脳波

59歳男性で，認知機能低下が始まって約1年の脳波（A）と2年後の脳波（B）です．Aではα波は保たれていますが，徐波が散見されます．Bでは，α活動が消失し，低振幅θ，δが出現しています．

（文献 26）より）

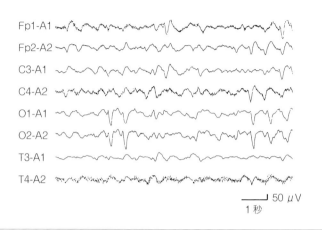

図 14-6 重度のアルツハイマー病の脳波

80 歳男性で，11 年の経過です．α 波は消失しています．背景活動の著明な徐波化と鋭波が混入しています．組織化が不良です．左側頭部に局所性徐波も認めます．Creutzfeldt-Jakob 病とは異なり，鋭波は周期性をとらず，不規則に出現します．

（文献 26）より）

b. 前頭側頭葉変性症

性格変化と社会的行動の障害が目立ちます．Pick 病を始めとする前頭側頭葉変性症（FTLD）では，初期には異常がありません[26]．進行しても異常の程度は軽度です．脳波異常が出現しにくい理由の一つとして，主病変が前頭葉・側頭葉にあるからと考えられています[26]．認知症初期に脳波異常がない場合は，AD よりも FTLD の可能性が高くなります[26, 86]．

c. レビー小体型認知症

臨床的には動揺性の認知機能低下，リアルな幻視，パーキンソニズムを特徴とします．レビー小体型認知症（DLB）では AD よりも異常の程度が強いことが指摘されています[86, 87]．α 波の消失，FIRDA，側頭部での一過性徐波（θ，δ 波）が目立ちます．DLB の診断基準には支持的バイオマーカーとして「脳波での後頭部徐波化」が入っています[88]．筆者たちが注目しているのは，刺激に対する反応性の低下です[12]．開眼や光刺激において DLB では，AD に比べて α 波や徐波の反応性の低下が目立ちます（**図 14-7**）．意識障害（**13 章参照**）でも反応

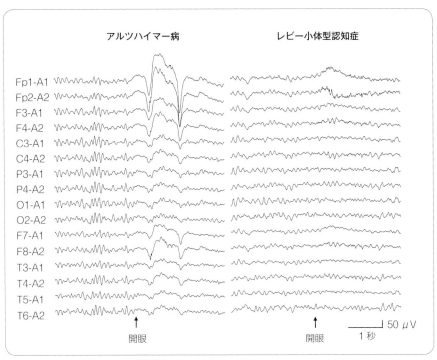

アルツハイマー病　　　　　　　　　　レビー小体型認知症

Fp1-A1	
Fp2-A2	
F3-A1	
F4-A2	
C3-A1	
C4-A2	
P3-A1	
P4-A2	
O1-A1	
O2-A2	
F7-A1	
F8-A2	
T3-A1	
T4-A2	
T5-A1	
T6-A2	

開眼　　　　　　　　　　　　　　　　開眼　　　　1秒　　50μV

図14-7 認知症における脳波の反応性

アルツハイマー病では背景活動に徐波が混入しています．優位律動は開眼で抑制されます．一方，レビー小体型認知症では優位律動が遅くなり，これに徐波が混入しています．さらに優位律動や背景活動は開眼で抑制されません．

（文献 12）より）（まち神経内科クリニック・町ミチ先生よりご提供）

性が大事だと書きましたが，認知症でも進行すると開眼や光刺激などに対する反応性が低下してきますので，注意深く観察してください．

👁 **ここに目をつけるポイント！**

> **1** 背景活動の変化に注意する．
> **2** 皮質主体か白質主体かにより，脳波所見が変化する．

15 睡眠障害と脳波

I 睡眠ポリグラフィー

　脳波による睡眠段階の分類やその特徴に関しては，**8章**を参照してください．ここでは，睡眠障害の診断・治療効果の判定に必要な睡眠ポリグラフィー polysomnography（PSG）の応用について概説します．PSG記録に必要な生体現象は脳波，眼球運動，オトガイ筋の筋電図，心電図，呼吸モニタ，前脛骨筋の筋電図などです[2, 89]．脳波では，頭蓋頂鋭波，紡錘波，K複合などを導出するために，C3/A2，C4/A1に電極を装着します．通常の脳波とは異なり，反対側の耳朶を基準にする点に注意してください（**図15-3**参照）．入眠時を正確に判定するために，O1，O2にも電極を装着します．眼球運動の記録やオトガイ筋の筋電図の装着は**図15-1**に示すとおりです．

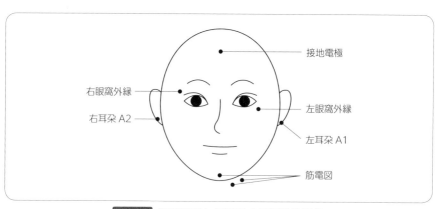

右眼窩外縁
右耳朶 A2
接地電極
左眼窩外縁
左耳朶 A1
筋電図

図15-1 眼球運動と筋電図の電極装着部位

（文献89）より）

Ⅱ ナルコレプシー

　ナルコレプシー narcolepsy は，①睡眠発作 sleep attack，②情動性脱力発作 cataplexy，③入眠時幻覚 hypnagogic hallucination，④睡眠麻痺 sleep paralysis を特徴とする過眠症です．ナルコレプシーの4徴は，レム睡眠との関係から説明できます[2]．健常者では，入眠後約90分間のノンレム睡眠を経て始めて出現するレム期が，ナルコレプシーでは，入眠直後に出現します（図15-2）．昼間にPSGを行うと，覚醒状態からすぐにレム段階が出現します（図15-3）．これが昼間の日中過眠 excessive daytime sleepiness の原因です．ナルコレプシーは，オレキシンの欠損に基づく症状であり[90]，オレキシンは覚醒レベルの維持，睡眠・覚醒状態の適切な維持・制御に重要な役割を持っています．

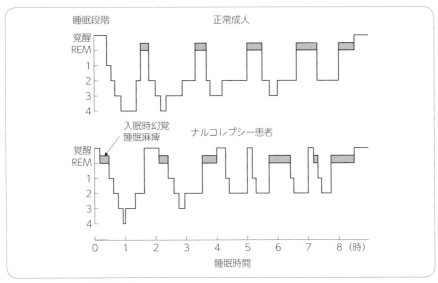

図 15-2 ナルコレプシー患者における入眠時レム段階

（大熊輝雄：臨床脳波学．第5版，医学書院，1999 および高橋，1971 より）

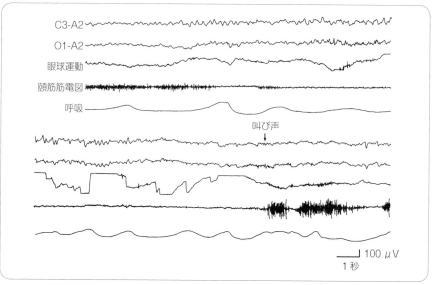

図15-3 ナルコレプシー患者の入眠時のレムと入眠時幻覚の PSG

入眠時に筋電図が急に消失し，脳波には θ 波が現れ（上段），眼球運動が活発に出現して（下段），レムになりますが，まもなくキャッと叫び声をあげます．これに先行して呼吸は不規則で浅・速となり，脳波でも θ 波が消えており，この時期に活発な入眠時幻覚が体験されたものと推定されます．

（大熊輝雄：臨床脳波学．第5版，医学書院，1999 より）

Ⅲ レム睡眠行動異常症

レム睡眠行動異常症 REM sleep behavior disorder（RBD）は，通常のレム睡眠で見られる抗重力筋の筋緊張低下や消失がなく（REM sleep without atonia），不快な恐怖を伴う夢内容によって殴る，蹴るなどの異常行動を特徴とする睡眠随伴症です[89,92]．30% はパーキンソン病やレビー小体型認知症の発症に前駆すると言われており，そのバイオマーカーとして注目されています[92,93]．

Ⅳ 周期性四肢運動

周期性四肢運動 periodic limb movement（PLM）は，睡眠中に四肢，特に下肢の周期的に反復持続する不随意運動を特徴とします（**図15-4**）．主として足

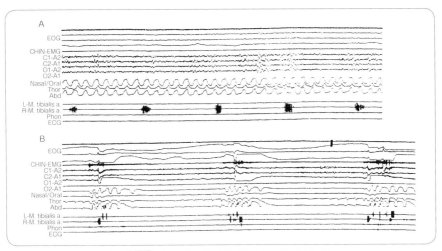

図 15-4 右下肢に約 20 秒間出現する PLM

睡眠時無呼吸症候群に見られた呼吸正常時［上段（A）］と無呼吸から呼吸再開時の左右前脛骨筋の筋電
図の出現を示します［下段（B）］.

（文献 89）より）

の背屈と第一趾あるいは全趾の背屈に膝関節と股関節の屈曲が観察されます [89].

Ⅴ 睡眠関連てんかん sleep related epilepsy

てんかんで見られるてんかん発作やてんかん性発射の出現は，睡眠・覚醒とい
う状態だけでなく，概日リズムの影響を受けます [94, 95]．前頭葉てんかんは睡眠中
に起こりやすく，若年性ミオクロニーてんかんは覚醒直後に起こります．その意
味で，てんかんと睡眠時随伴症との鑑別がしばしば問題となります．PSG では，
脳波の装着電極数が限られますので，てんかんが疑われる場合は，通常の脳波記
録が必要となります．

👁 **ここに目をつけるポイント！**

1 通常の脳波とは異なり，反対側の耳朶を基準にする点に注意する．

16 薬物と脳波

I 薬物障害の原則

　脳波を判読する際に，患者が薬物治療を受けているときの脳波変化を理解しておかなければなりません．過剰な β 波や軽度の θ 波増加がよく見られる薬物脳波所見ですが，びまん性 δ 活動，三相波，両側同期性の棘波や多棘波，群発・抑制，電気的無活動も起こり得ます[96]．これらの所見は，予後不良を示す所見ですが，薬物中毒ならその服用中止により，完全に元に戻ります．

II 薬物による特殊な脳波パターン

1 β 波

　バルビツレートやベンゾジアゼピン誘導体によって，速波の増加と α 波の減少が起こります（**図 16-1**）．びまん性ですが，前頭部優位に高振幅の β 波が出現します[9, 20, 96, 97]．コカイン，覚醒剤，三環系抗うつ薬では，β 波が増強しますが，低振幅です[20, 96]．

2 てんかん型活動

　高容量のクロザピン，リチウム，フェノチアジン，選択的セロトニン再取り込み阻害薬，三環系抗うつ薬の服用により，てんかん型発作波（両側同期性棘徐波複合や多棘波など）が記録されます（**図 16-2**）．光突発反応も見られます[96]．

3 三相波

　バルプロ酸服用による高アンモニア血症による脳症で最もよく出現します

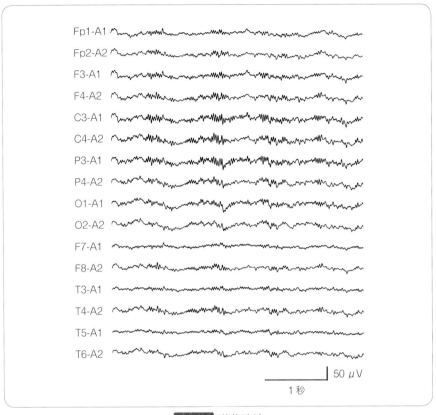

図 16-1 薬物速波

ペントバルビタールによる薬物速波です．びまん性ですが，前頭部優位にβ波が増強しています．

（文献9）より）

（図16-3）．バクロフェン，リチウム，L-DOPA，ペントバルビタール，セロトニン症候群でも報告されています．

4 θ，δ波パターン

抗てんかん薬の中毒では，びまん性のδ波や過剰なθ波が出現します（図16-4）．フェニトインの服用で血中濃度が高いと背景活動の徐波化が見られます．カルバマゼピンやバルプロ酸の濃度が治療域でも軽度の徐波化が起こり得ます．

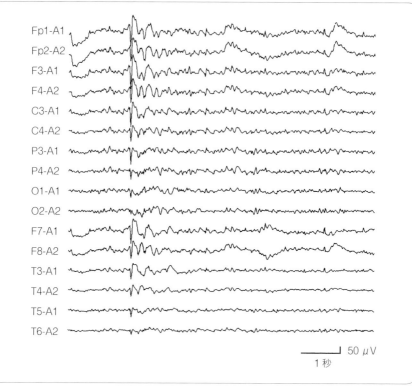

図 16-2 両側同期性の棘波とθ活動の増加

クロザピンにより発作波の出現を認めます.

（文献 96）より一部改変

5 昏睡パターン

薬物中毒により，その程度が重い順に紡錘波昏睡，α／θパターン，群発・抑制，電気的無活動が起こります．ここで強調しておきたいことは，薬物の過剰摂取なら脳波変化は可逆性だということです.

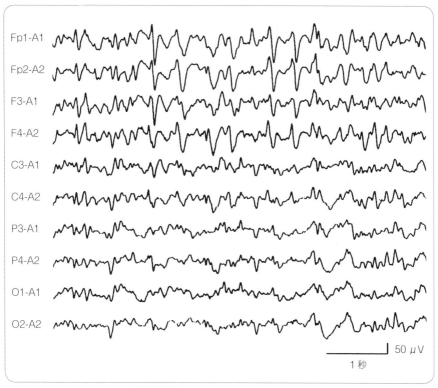

図16-3 三相波とびまん性δ活動

前頭部優位の三相波にδ活動が重畳しています。バルプロ酸による中毒/代謝性脳症です。

（文献96）より一部改変）

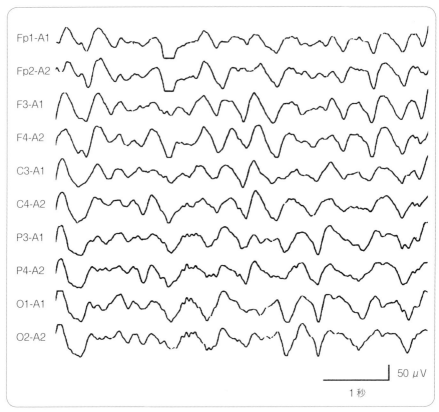

Fp1-A1
Fp2-A2
F3-A1
F4-A2
C3-A1
C4-A2
P3-A1
P4-A2
O1-A1
O2-A2

50 μV

1秒

図 16-4 全般性びまん性高振幅 δ 活動

19 歳女性で，バルプロ酸の服用量が過剰のため重篤な脳症を起こしました．刺激に対する反応性が全く
ありませんでしたが，服薬中止により完全に回復しました．

（文献 96）より）

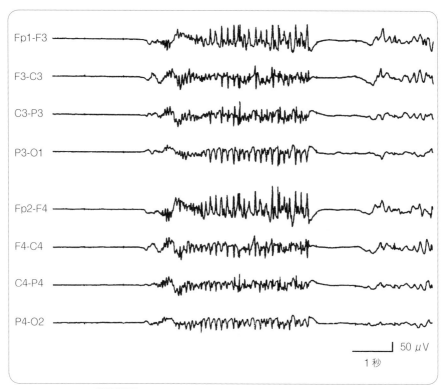

図 16-5 群発・抑制パターンに発作波を伴った脳波

32歳女性で，カルバマゼピン中毒によりこのパターンを示しました．カルバマゼピンの血中濃度を是正したところ，このパターンは消失しました．

（文献96）より）

 ここに目をつけるポイント！

1 薬物中毒は服用中止により正常所見に戻る

17 脳波と画像との相関

I 画像と脳波の特徴

CT や MRI を中心とする脳の画像診断法は空間的情報（mm）に優れ，所見も直感的に判断できます．それに比べて脳波は，はるかに高い時間解像度（ms）をもち，脳機能を動的に評価できますが，判読に慣れない者には敬遠されがちです．ここでは，画像ではわからない，あるいは画像との相関があるときの脳波の意義を，自験例を紹介しながら解説します[98]．

II 脳波の局在診断

画像検査は病巣の位置や広がりなどの空間情報を直接的に示します．これに対し，脳波所見から得られる空間情報は不十分です（**11，12章**参照）．これは，脳が伝導性の高い脳脊髄液と伝導性の低い頭蓋骨に覆われているためです．徐波の頭皮上分布から病巣位置を推定する場合，間欠性律動性徐波活動（FIRDA）は局在診断の指標とはなりません．一方，持続性多形性 δ 活動（PPDA）は，病巣位置と比較的一致した局在を示します．また視床や大脳基底核など皮質下病巣でも，δ 活動は外側・前方の頭皮上に投影されることが多く，脳波による皮質下病巣の局在診断は非常に困難です．

III 脳波の病態情報

脳波の異常所見は脳の病態に関して非特異的ですが，棘波とてんかん（**10章**参照），周期性同期放電と Creutzfeldt-Jakob 病（**13章**参照），ヒプサリズミアと West 症候群（**10章**参照）などは病態や疾患を比較的選択的に示唆する所見です．

このような特徴的所見でなくても，脳波では徐波の態度によって脳障害の活動性の状態を判断できます（**11，12章**参照）．すなわち，脳障害が活動性である場合には，徐波の周波数は低く（δ波），振幅は高く持続性の傾向があります．一方，障害が停止性となるに従い，たとえ機能的に欠損が残っても，徐波の減少，低振幅化，θ波化，あるいは間欠性出現などが見られます．したがって，障害発生の急性期あるいは進行期には徐波が著明で，慢性期または緩徐な進行～停止性の障害では，徐波が目立ちません．

Ⅳ 症例から見た脳波と画像の相関

【**症例1**】　72歳，男性

【**主　訴**】　意識障害，けいれん発作

【**病　歴**】　X年12月7日頭痛，意識障害で某病院脳外科に入院．左慢性硬膜下血腫の診断で，血腫洗浄ドレナージ術を施行された．血腫は非流動性で吸引困難．13日軽快退院．21日CTで血腫軽度増大も症状増悪なく経過観察．23日自宅駐車場で倒れていたところを発見され，救急搬送．意識障害，感覚性失語，間代性けいれんを認めた．再度血腫洗浄ドレナージ術を施行するもドレーンからの排液なく，失語持続．けいれんも頻発．26日抗けいれん薬投与開始．27日2ヵ所穿頭し血腫洗浄ドレナージ術施行．血腫腔内に無数の隔壁を認めた．28日脳波検査施行中，JCS-300．左急性硬膜下血腫出現，緊急開頭血腫除去術施行．その後，車椅子での退院となった．

【**脳波所見**】　12月26日（**図17-1**）では，右半球の著明な機能低下所見を認めた．28日（**図17-2**）では，重度の脳機能障害（グレード4，β昏睡，**12章**参照）所見．

【**コメント**】　一側の圧排病変により，健側が障害を受ける脳波パターンです．圧排が軽いときは，健側の脳波は正常ですが，圧排が高度になると重度の障害を呈します．

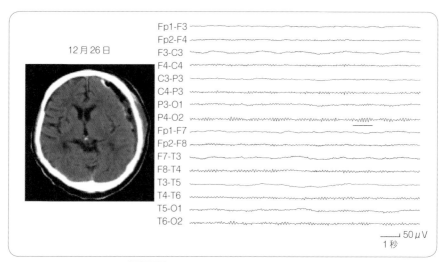

12月26日

Fp1-F3
Fp2-F4
F3-C3
F4-C4
C3-P3
C4-P3
P3-O1
P4-O2
Fp1-F7
Fp2-F8
F7-T3
F8-T4
T3-T5
T4-T6
T5-O1
T6-O2

50μV
1秒

図 17-1 左慢性硬膜下血腫による脳波

緊急手術前のCT（左）では，左前側頭部に慢性硬膜下血腫を認めます．脳波（右）では，右半球に9 Hzのα波が後頭部優位に出現しています．このα波は反応性がありました．左半球の脳波は低振幅化し，δ活動が散見されます．

（福岡市民病院脳外科　平川勝之先生のご厚意による）

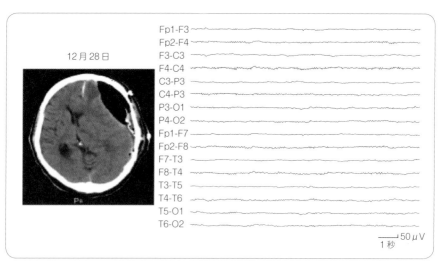

12月28日

Fp1-F3
Fp2-F4
F3-C3
F4-C4
C3-P3
C4-P3
P3-O1
P4-O2
Fp1-F7
Fp2-F8
F7-T3
F8-T4
T3-T5
T4-T6
T5-O1
T6-O2

50μV
1秒

図 17-2 左急性硬膜下血腫による脳ヘルニア時の脳波

緊急手術時のCT（左）では，左硬膜下血腫圧迫による脳ヘルニア状態を認めます．脳波（右）では，右半球に低振幅βが出現し，刺激に全く反応しません．β昏睡の所見です．左半球は低振幅抑制パターンです．

（福岡市民病院脳外科　平川勝之先生のご厚意による）

【症例2】 26歳, 男性

【主　訴】 意識障害, 構音障害, 無動

【病　歴】 X年5月感冒様症状に続いて頭痛, 嘔気が出現し, 中脳水道狭窄による水頭症と診断されシャント術が施行された. 12月に動作緩慢, 傾眠傾向となった. X+1年1月に失見当識, 上方注視麻痺, 四肢筋強剛などが出現, 2月には発語消失し, 無動となり経管栄養となった. 3月転院となり, このときの意識レベルはJCS I -3. 神経所見と検査所見からシャント不全によるパーキンソン症候群と診断された. 手術と抗けいれん薬にて独歩可能となり, 退院した[99].

【脳波所見】 シャント前の脳波では, 背景活動の徐波化とFIRDAを認めた（**図17-3**）. シャント後の脳波では, 背景活動が速波化した（**図17-4**）.

【コメント】 FIRDAは水頭症による間脳・脳幹部の障害を示唆する所見です（11章参照）. シャント後, α波が出現しており, 可逆性病変であることがわかります. しかし, 画像では水頭症の所見は残っています.

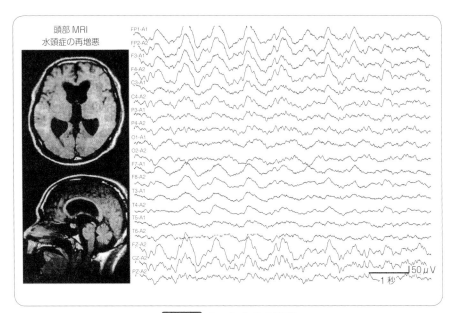

頭部MRI
水頭症の再増悪

図17-3 シャント前の脳波

FIRDAを認めます.

（文献99）より）

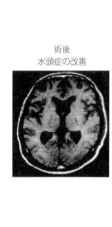

術後
水頭症の改善

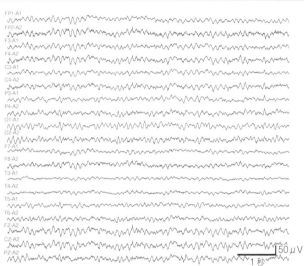

FP1-A1
FP2-A2
F3-A1
F4-A2
C3-A1
C4-A2
P3-A1
P4-A2
O1-A1
O2-A2
F7-A1
F8-A2
T3-A1
T4-A2
T5-A1
T6-A2
FZ-A2
CZ-A2
PZ-A2

50μV
1秒

図 17-4 シャント後の脳波

背景活動の著明な改善を認めます.

（文献 99）より）

【症例3】　18 歳, 男性

【主　訴】　意識障害

【病　歴】　X 年 6 月感冒様症状. 7 月より嘔吐, 発熱が出現し, 8 日には不穏出現, 同日昏睡状態となり, 救急病院入院. 血圧 60 台, 血中アンモニア 1,100台, 代謝性アシドーシス（+）. 血漿交換, 持続的血液濾過透析などで改善なし. 12 日肝移植評価目的にて転院となった. 入院時の意識レベルは, JCS Ⅲ - 300, 瞳孔散大, 対光反射消失, 補助呼吸であった. 肝移植を施行するも死亡した.

【脳波所見】　平坦脳波を認めた（**図 17-5**）.

【コメント】　臨床症状からは, その重篤度は十分推測できました. しかし, 画像所見だけでは判断できない重篤な脳障害を脳波で評価することができました.

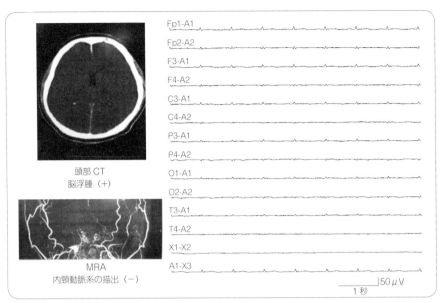

図 17-5 大脳電気的無活動の脳波

CT（左上段）では，脳浮腫を認め，MRA（左下段）では，内頸動脈の描出がありません．脳波では平坦脳波で，脳死状態です．

（九州大学大学院医学研究院・臨床神経生理　緒方勝也先生のご厚意による）

【症例 4】　68 歳，男性

【主　訴】　活動性の低下，歩行困難

【生活歴】　63 歳時よりうつ病のために精神科病院に長期入院中．

【病　歴】　X 年 12 月下旬急に活動性が低下して自室にこもるようになった．1 月 20 日　歩行困難，動作緩慢．2 月 13 日某神経内科を受診．下肢を不自然に伸展させたままで歩行はできない．返答の遅れ，記銘力低下など認知機能の低下を認めた．

【脳波所見】　1 月 13 日の脳波では，優位律動は消失し，著明な背景活動の徐波化が見られた（**図 17-6**）．3 月 3 日の脳波では PSD を認め（**図 17-7**），Creutzfeldt-Jakob 病（CJD）と診断された．

【コメント】　CJD の初期には必ずしも PSD がでないことがあります．画像所見に比べて，脳波所見はより強い障害度を示していました．

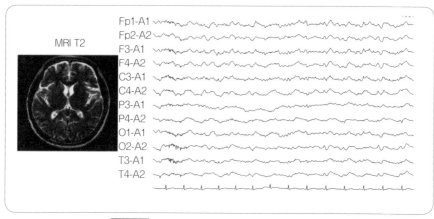

図 17-6 前医での MRI 検査と入院時の脳波

T2 では病変を認めませんでしたが，FLAIR で右視床，左前頭葉に高信号病変がありました．脳梁膨大部には FLAIR と Diffusion で高信号，ADC で低信号の病変を認めました．脳波では優位律動は消失し，著明な背景活動の徐波化が見られます．

（九州大学大学院医学研究院・臨床神経生理　前川敏彦先生のご厚意による）

【症例 5】　10 歳，男児

【主　訴】　発熱，意識障害

【病　歴】　X 年 Y 月 21 日牧場に遊びに行った．25 日 38℃の発熱．翌日には解熱した．29 日 39℃の発熱，頭痛が出現し食事摂取不良．（Y＋1）月 3 日意識障害出現．頭部 MRI にて急性散在性脳脊髄炎（ADEM）疑いにて小児科に転院した．

【予防接種歴】　日本脳炎は未接種．

【入院時現症】　体温 39.5℃，脈拍 100/ 分，意識レベルは，JCS 100．項部硬直（＋）で両下肢筋トーヌス亢進し，バビンスキー反射＋/－であった．

【脳波所見】　入院時の脳波では，優位律動は消失し，高振幅δ活動が著明であった（図 17-8）．経過とともに速波化し，α波も出現するようになった（図 17-9）．

【入院後経過】　MRI 所見と脳波の乖離を認めることから，ADEM ではなく脳炎を疑い，脳脊髄液中の抗体価から日本脳炎の診断が確定した[100]．予防接種の普及によりわが国での発症は年間 10 例以下であるが，ワクチンの積極的推奨の差し控えにより，今後の増加が懸念されている．

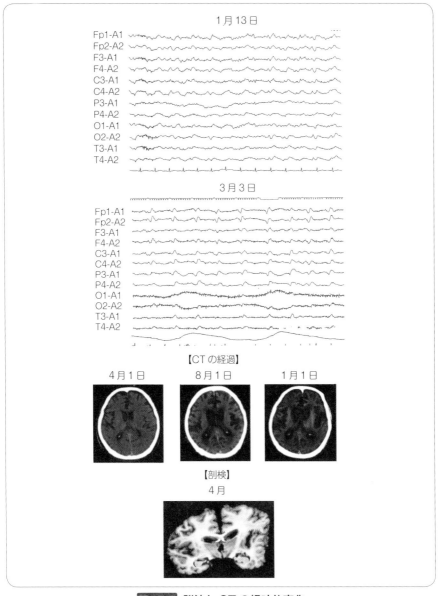

図 17-7 脳波と CT の経時的変化

背景活動の著明な徐波化から 1 ヵ月半後には PSD を認めました. CT では, 脳萎縮が急速に進行しています. 剖検で CJD 病と確定診断されました.

（九州大学大学院医学研究院・臨床神経生理　前川敏彦先生のご厚意による）

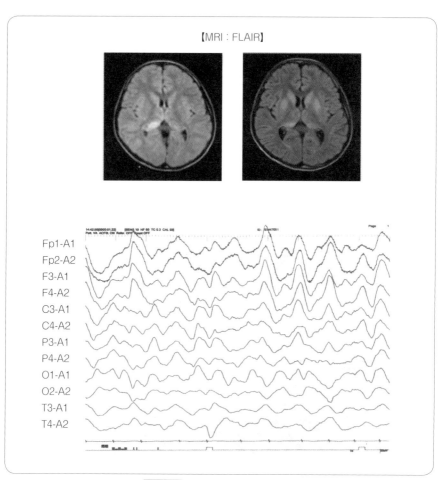

図 17-8 入院時の MRI と脳波

頭部 MRI では，右視床病変（上段）に加えて，左前頭葉，脳梁膨大部に病変を認めました．ステロイドパルス後左前頭葉，脳梁膨大部の病変は消失し，右視床病変も軽減しました（上段）．しかし退院前には視床病変は両側に広がり，被殻，線条体にも病変を認めました（下段）．

（九州大学病院 小児科 實藤雅文先生のご厚意による）

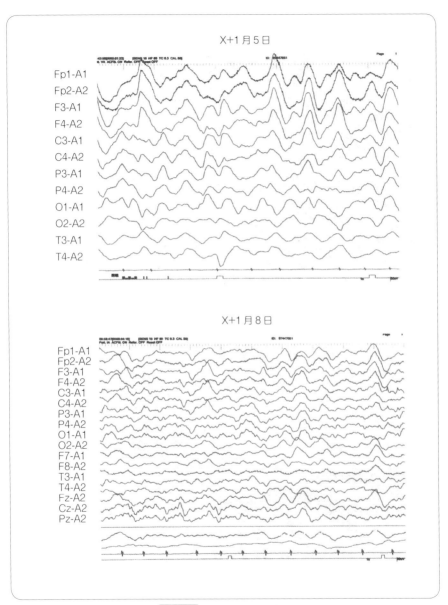

図 17-9 脳波の経時的変化

入院当初は全般性に徐波を認めましたが，意識レベルの回復に合わせ，徐波は減少し，後頭部にα波を認めるようになりました．

（九州大学病院 小児科 實藤雅文先生のご厚意による）

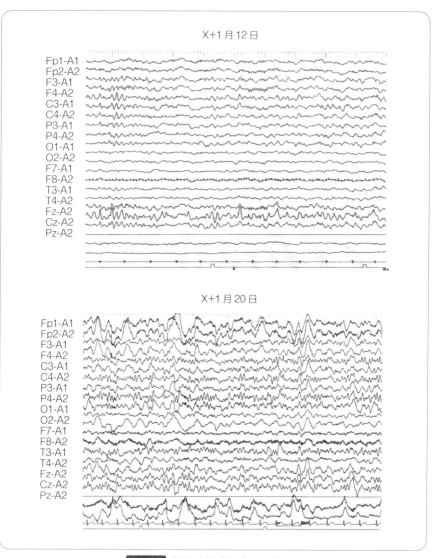

図17-9 脳波の経時的変化（続き）

【コメント】　ADEM が疑われましたが，脳波所見からは ADEM とは異なり，びまん性脳障害おそらく脳炎の可能性が示唆されました．画像所見に比べて，脳波所見はより強い障害を示していたことも ADEM を否定する根拠となりました．

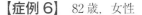

【症例6】　82歳，女性

【主　訴】　物忘れ，時々反応が鈍くなる．

【病　歴】　2年ほど前から時々物忘れがあり，近医からは軽度認知障害と診断されていた．半年前から時々「うー」と言って目を閉じて顔色不良になり，下を向いてみぞおちを抑え，反応が鈍くなる発作を月に1〜2回生じるようになった．本人は急に目の前が真っ暗になった後のことは覚えていない．意識消失中に意味不明の発言をすることもあった．旅行したことや，会食したことなど，大事なエピソードをすっかり忘れていることもあるため，認知症の精査目的で神経内科受診紹介された．高血圧に対し降圧薬服薬中．

【入院時現症】　長谷川式認知症スケールは27/30点で，単語想起，物品想起が一部できなかったのみ．その他の神経所見に異常なし．

【入院時検査所見】　40代/分の洞性徐脈．心臓電気学的検査では，洞不全なし．心臓カテーテル検査でも狭窄はなく，攣縮誘発試験も異常はなかった．

【画像所見】　非特異的白質異常以外，海馬含め異常なし（図17-10左）．

【脳波所見】　左側頭部からてんかん性放電頻発．耳朶基準電極の活性化あり（図17-10右）．

【入院後経過】　認知症が疑われたが，脳波所見で高齢初発てんかんとしてレベチラセタム内服を開始した．時々反応が悪くなる症状や物忘れ症状は消失し，脳波でのてんかん性異常も消失した．抗てんかん薬服薬により物忘れのエピソードは消失したので，てんかん性一過性健忘症 transient epileptic amnesia と診断された[99]．

【コメント】　てんかん性一過性健忘症は，Zeman ら[101]により1988年に報告されました．この疾患は，1）症状出現時に記憶障害以外の認知機能が保持されている，2）脳波，併発する他の発作症状の存在，抗てんかん薬への反応性からてんかんと診断できる，3）側頭葉内側のてんかん性放電，を主徴とします．最近，高齢者のてんかんが増えており，認知症との鑑別に脳波は重要です[102]．高齢者のてんかんは，非けいれん性発作が特徴で，少量の抗てんかん薬服用で発作抑制効果があります[46]．複雑部分発作が多いのですが，自動症はあまり目立たず，発作後のもうろう状態が遷延します．

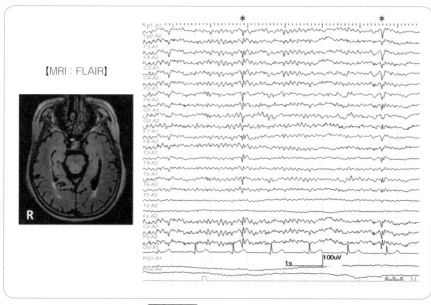

図 17-10 MRI と脳波所見

MRI では非特異的白質異常以外，海馬を含めて異常ありません（左）．脳波では，左側頭部からてんかん
性放電が頻発していました（右，＊印）．典型的な耳朶の活性化による側頭葉てんかんの所見です．
（福岡山王病院 てんかん・すいみんセンター長 重藤寛史先生のご厚意による）

Ⅴ 脳波と画像は相補関係

　脳機能障害と画像の形態的異常は往々にして一致しないことを自験例に基づき
解説しました．結論として，脳波は神経画像所見では捉えられない機能情報を教
えてくれます．症例 1, 2 のように画像で病変があっても，どの程度機能障害が
あるのかを脳波は語ってくれます．症例 3, 5 のように意識障害の評価には脳波
は最適です．症例 4 のように経過をみることで，典型的波形が出てくることもあ
ります．症例 6 のようにてんかんも脳波の得意領域です．以上，画像と脳波は，
相補関係にありますので，どちらかに頼らず，必要に応じて，脳波を記録するこ
とを心がけてください．

18 検査技師と脳波判読医の双方向通信

I デジタル脳波計の進歩

CT や MRI の撮像は機器の進歩と相まって，放射線技師のスキルが問われる場面は少なくなっています．脳波もアナログ脳波計からデジタル脳波計に変わり，性能が格段に向上しました[103]．入力抵抗がアナログ脳波計では 10MΩ 程度であったのが，100MΩ 以上となり，インピーダンスが高い電極を使用しての測定でも信号の減衰がなくなりました．また，弁別比が従来の 80 dB に対して 100 dB 以上あり，10 倍以上の同相信号除去効果が得られるようになりました．しかし，脳波計の進歩により，脳波検査技師のスキルが要らなくなったわけではありません．判読医は，脳波の波形の裏に隠された情報を抽出できるような脳波を望んでいます．つまり，時々刻々と変化する脳波の変化を的確に捉え，それを判読医にフィードバックしてくれるスキルをもつ検査技師を必要としています．以下，検査技師と脳波判読医の双方向通信のために必要な事項について説明します．

II デジタル脳波計の基礎知識

3 章で簡単に触れましたが，脳波を専門とするあるいは興味をもっている検査技師や脳波判読医を目指す人たちに少し詳しく説明します[12, 103〜105]．

1 システムリファレンス

アナログ脳波計は記録素子（チャネル）ごとに増幅器がありましたが，デジタル脳波計は電極の数だけ増幅器があります．その増幅器の基準は，システムリファレンスと呼ばれ，機種により例えば C3，C4 の平均電位，FCz（10-10 法）などが用いられています．使用する機種によりどの電極をシステムリファレンスに

しているか確認する必要があります．電極接続箱のG1（-）端子には各電極端子を，G2（+）端子には共通電極を接続します．共通端子がシステムリファレンスであり，ここを基準とした測定により，リモンタージュが可能になります（図3-3参照）．

2 ニュートラル電極（シグナルアース）

フローティング入力方式の脳波計では，ボディアースは大地への接続とは無関係であり，差動増幅器を機能させるための基準点（中性点）が必要となります．アナログ脳波計と同様に被検者の前額部に置きます．直接，接地（アース）と接続してはいけません．脳波計にはZやEの入力端子があり，機種で表示が異なります．

3 サンプリング周波数

波形の歪みを軽減するためA/D変換前の前処理としてアンチエイリアシングフィルタが設定されています．そのため，サンプリング周波数の約1/3の周波数までがほぼ正確に描画されます．脳波の速波成分（β，γ波帯域）と，脳波中にアーチファクトとして混入する筋電図波形を区別するため，通常は200 Hz以上に設定します．

4 フィルタ構成とフィルタ条件の選択

①A/D変換前に組み込まれているアナログフィルタ，②A/D変換後にデータを保存する際に機能する高域遮断デジタルフィルタ，③判読時にリフィルタリングを可能にするデジタルフィルタの3種類があります．①，②は脳波の記録・保存時，③は脳波記録後の再生・判読時のリフィルタリングに用いられます．脳波を再生するときは，ハードディスクに格納されたデータを呼び出して判読することになります．このデータの低域遮断域フィルタは，記録時に設定された時定数で決まります．脳波表示のフィルタの設定は，低域遮断域フィルタは0.5 Hz（時定数0.3秒）で高域遮断域フィルタは60 Hzが推奨されていますが，被検者の状態や記録環境に対応して任意に変更すべきです．このほか脳波判読時には，

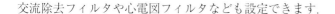

交流除去フィルタや心電図フィルタなども設定できます.

5 電極インピーダンス(接触抵抗)

ニュートラル電極(Z電極など),耳朶電極(A1, A2),システムリファレンス電極(C3, C4など)など,機種により決まった電極を介して電極インピーダンスを測定するため,必ずこれらの電極が装着されなければなりません.また,これらの電極を適正に装着してから測定すべきです.2つの電極間のインピーダンスは **10 kΩ以下**にしてください.

6 較正記録

記録の最初と最後には標準感度 50 μV/5 mm,標準時定数 0.3 秒,高域遮断フィルタ 60 Hz または 120 Hz の状態で標準較正波形を記録します.記録中に変更があればその都度,または記録の最後にまとめてすべての条件での波形を記録します.デジタル脳波計における較正波形は増幅器や A/D 変換器を経由せず,コンピュータ内で生成されているため,増幅器が故障していても較正波形は描けてしまうので,注意が必要です.

7 記録時の注意点

従来のアナログ脳波記録時と同様に,患者の状況に応じて,適切なコメントの記録入力,患者への指示,記録中脳波の表示条件を適切に保持することが肝要です.記録中に検査技師は自ら記録しながら脳波所見と病態を実時間で把握することができ,さらに記録後に脳波判読医は,記録技師の記録中のその状態を追体験しながら,適切かつ効率よく判読を進めることができます.

8 記録の点検

電極単位ごとの増幅器点検のため,システムリファレンス電極を基準とした誘導(オリジナルデータ)を頭皮上の全電極部位について記録します.システムリファレンスの妥当性を確認することになります.

III 脳波とアーチファクト

1 生体由来

　体動，眼球運動，筋電図，心電図，脈波などのアーチファクトをいかに脳波と鑑別するかは非常に重要です（**図18-1～4**）．そのようなアーチファクトが混入していれば，ただちにそれを除去するための処置が必要です．脳波計のチャネルに余裕があれば，垂直・水平方向の眼球運動，心電図をモニターしておけばアーチファクトとの鑑別に便利です（**6章参照**）．

2 電極由来

　明らかに電極由来と思われる場合（**図18-5**）と脳波と間違いやすいアーチファクト（**図18-6, 7**）があります．簡単な見分け方として，脳波は広がりをもった電位分布（2個以上の電極で記録される）を示しますが，電極のアーチファクトは広がりがなく1個の電極で説明できます（**図18-5～7**）．そのようなアーチファクトが混入していれば，直ちにそれを除去するための処置が必要です．

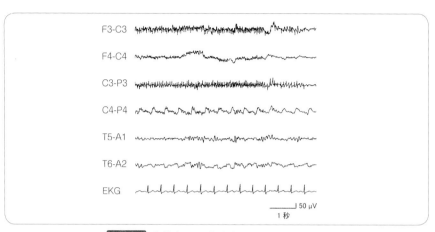

図 18-1 生体信号に由来するアーチファクト

C3 に筋電図，C4 に脈波が混入しています．

（文献 21）より）

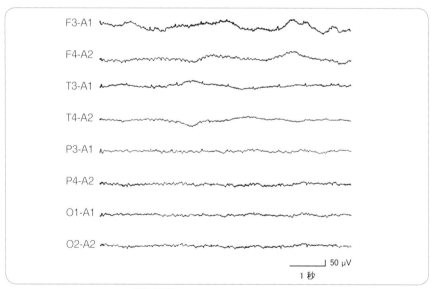

図 18-2 心電図のアーチファクト

F3，T3 に心電図が混入しています．耳朶基準の場合，左半球，右半球または全誘導に心電図が混入します．しかし，このように非対称性かつ限局性に混入することもあります．慣れた判読医は規則的に混入することから心電図と判断できます．電極抵抗が高い可能性もあります．なお，耳朶基準では左側には上向き，右側には下向きに触れます．

（文献 106）より一部改変）

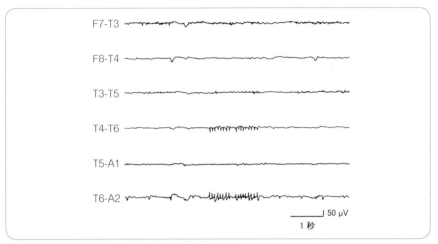

図18-3 筋電図による棘波様波形の群発

T6に筋電図が混入しています.

（文献21）より）

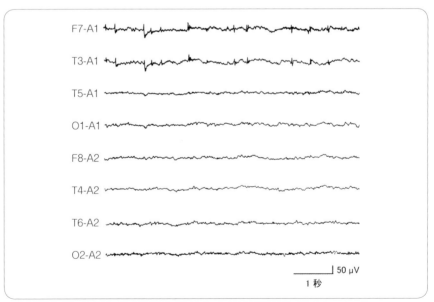

図18-4 筋電図による小鋭棘波（SSS）様波形

F7，F8にSSS様の筋電図が混入しています.

（文献21）より）

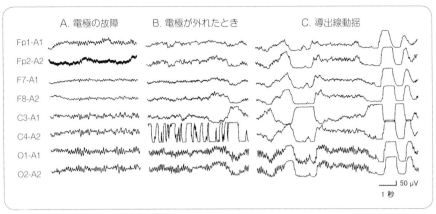

図 18-5 電極に関連するアーチファクト

A. Fp2 電極の故障による交流のアーチファクト. B. C4 電極が外れたために, 不規則高振幅の徐波を思わせるアーチファクトが混入. C. 導出線動揺によるアーチファクト. 被検者の体動, 電極箱近くを人が通る, その他によって電極線が揺れると全チャンネルに大きな基線の動揺が入ります.

(大熊輝雄：臨床脳波学, 第 5 版, 医学書院, 1999 より)

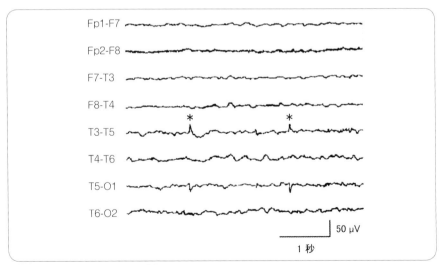

図 18-6 電極ポップ（electrode pop）

T5 に陽性の棘波様アーチファクトを認めます. アーチファクトとした理由は, 電位が T5 のみに限局しているためです. もし, 棘波なら広がりがあるため, F7-T3 に陰性棘波が認められるはずです.

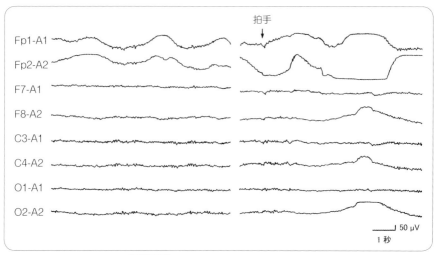

図 18-7 発汗によるアーチファクト

両側前頭部に緩徐な基線の動揺が見られ（左），発汗による汗腺の活動電位です．拍手によって皮膚電位
反射として，同様のアーチファクトが誘発されます（右）．室温の高いときに出現しますが，小児では眠
くなると出現します．また物音や話し声に反応する精神性発汗もあり，やはり室温の高いときに出現し
ます．室温を下げます．

(文献 106) より）

Ⅳ 双方向通信のための脳波記録

1 記録時の導出法（モンタージュ）の選択

　基準電極導出（いわゆる単極導出）および双極導出を併用しなければなりませ
ん．デジタル脳波計になってリモンタージュができるから単極導出だけ記録すれ
ばよいというのは間違いです．一般的な同側基準誘導で最後まで記録すると，多
くの情報を見逃す結果となります．例えば側頭部の波形が耳朶に波及した場合
（**活性化**）には，活性化に気付かないことがあるからです（**10 章**参照）．双極導
出には縦（前後）方向および横（左右）方向の連結双極導出が含まれなければな
りません（**4 章**参照）．脳波は導出ごとに少なくとも 2 分間程度の連続記録を行
ってください．主要なモンタージュについては，覚醒度との関係で，1 回以上の

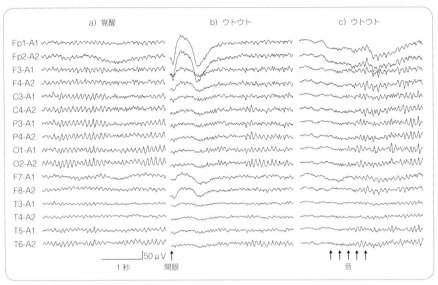

図 18-8 優位律動の記録（図 7-3 再掲）

被検者の覚醒度が高い（a）と 10 Hz 前後の α 波が出現します．しかし，うとうとしていると，開眼（b）や音刺激（c）を与えないと優位律動が持続して出現しません．

（文献 12）より）

開閉眼を行うことが望まれます．全体として 30 分以上を目安とし必要に応じて増減します．脳波以外の生体情報を得るために，心電図，眼球運動を入れておくと判読の助けになります．

2 覚醒度と優位律動

　安静閉眼時に後頭部優位に出現する α 波が脳の統合的機能を示す指標です．判読医はこの α 波を手がかりとして全般的な脳機能状態を推測します．後頭部優位律動は，被検者の覚醒度に強い影響を受け，うとうとした状態では優位律動の機能を正確に判定できません．必要に応じて，開閉眼や音刺激を加えて覚醒度の高い状態での α 波を記録することが大事です（図 18-8）．後頭部の優位律動は開眼で抑制されますが，中心部に出現する Mu（ミュー）律動は抑制されません（**7 章**参照）．この時，被検者に手を握らせると消失するので，異常な α 波なのかミュー律動なのか判読医は判断に迷いません．また認知症では，優位律動の開眼に

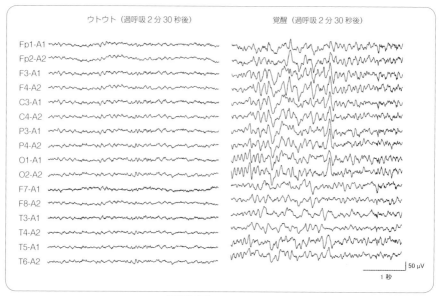

図 18-9 過呼吸賦活

被検者の覚醒度に注意を向けていないと過呼吸をきちんとしていないことがあります（左）. 右は覚醒状態で過呼吸をさせたときの正常ビルドアップを示します.

（文献 12）より）

対する反応性が低下することがあります（**14 章参照**）. 覚醒度の高い時に開眼をさせてその反応性を見る必要があります.

3 賦活時の注意点

賦活効果判定のため過呼吸開始直前に 1 分程度同一モンタージュで安静覚醒記録を行い, 終了後は 2 分程度記録を続けます. 突発波や徐波化（ビルドアップ）の有無を観察しますが, 被検者がきちんと過呼吸をしているかどうかは注意深く観察する必要があります（**図 18-9**）. 終了後, 1 分経っても元のレベルに戻らない場合は, 脳機能低下が示唆されます（**9 章参照**）. 光刺激では, 正常な場合はα波の抑制, 光駆動を認めます. 病的な場合は光突発反応が出現したり, 背景波の抑制が消失します（**図 18-10**）. この際にも, 被検者の覚醒度をチェックしておかないと, 反応性を判読医は分析することができません.

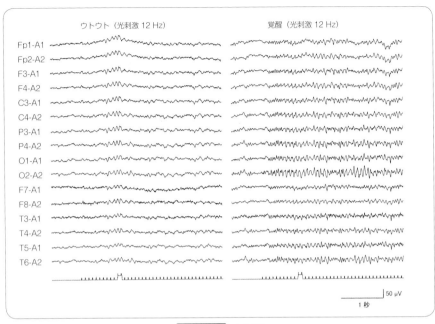

図 18-10 光刺激

被検者の覚醒度に注意を向けていないと光刺激中にウトウトしていることがあります（左）．右は覚醒した状態で正常の光駆動反応を示します．

（文献 12）より）

4 棘波と徐波の局在

　側頭葉てんかんでは，耳朶の活性化が起こりやすいことは 10 章で述べました．モンタージュによって振幅や極性は変わりますので，注意が必要です．偽性てんかん発作波（**10 章参照**）の中で，てんかん発作の進展と間違いやすい波形（例えば，RMTD，SREDA）を見たときは，患者の意識減損の有無を必ずチェックします．簡単な問いかけや簡単な言葉を覚えてもらって，あとで再生できるかどうか確認します．

　多形性の徐波を認めるときは，開眼，光，音刺激を加えて反応性をチェックします（**11 章参照**）．反応しない場合は，それだけ器質的障害度が強いことを意味します．また，意識障害を呈する例では，外的刺激に対する反応性を必ずチェックする必要があります（**13 章参照**）．

ここに目をつけるポイント！

1 「リモンタージュができるから単極導出だけ記録すればよい」は間違い.
2 開閉眼や音刺激を加えて覚醒度の高い状態でのα波を記録することが大事.
3 きちんと過呼吸をしているかを注意深く観察する.
4 意識減損の有無を必ずチェックする.
5 意識障害を呈する場合，外的刺激に対する反応性を必ずチェックする.

19 脳波の判読手順と所見の記載

I 脳波判読時の注意事項

　脳波の記録用紙に書かれた膨大な量のアナログ波形に対して，どこが正常でどこが異常なのか，つまり「どこに目をつけて」判読を進めて行けばよいか，大まかな流れを**図19-1**に示します．これにより脳波判読がシステム化され，所見の

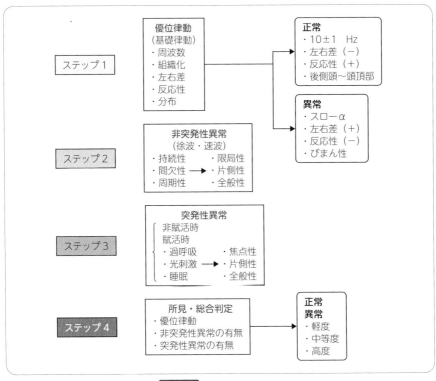

図19-1 脳波判読の流れ

（文献105）より）

読み落としが少なくなります[4~6, 105, 106]．まず，後頭部の優位律動（周波数，左右差，反応性（開閉眼，光・音刺激）など）を分析します（**ステップ1**）．次に非突発性異常，すなわち，優位律動以外の徐波や速波の混入がないかどうかを検討し，あれば出現の仕方や分布などを分析します（**ステップ2**）．さらに，突発性異常波の有無を観察します（**ステップ3**）．最後にそれらの所見をまとめて，異常の程度と臨床との相関を検討します（**ステップ4**）．

　先に臨床症状あるいは診断を知ってから判読すると，先入観から所見を見誤ることがあります．筆者が学んだ九州大学神経内科の脳波判読の心得は，最小限の情報「性と年齢」のみで判読することでした．虚心坦懐に脳波を視察することが判読力向上への早道です．

Ⅱ ステップ1

1 優位律動

　判読医が脳波の背景活動としてまず注目するのは，優位律動です．優位律動とは脳波のすべての背景活動を構成する各種の周波数成分のうち，いちばん時間的に多く出現している周波数成分です（**図7-1**参照）．健常成人の安静覚醒閉眼時では，通常後頭部優位に出現するα波が優位律動となります．優位律動は脳機能，特に皮質の機能を表すので，きちんと評価しなければなりません．その周波数（Hz），振幅（μV），分布，左右差の有無，出現量，刺激（開閉眼）や各種賦活法による変動性を注意深く観察します．正常成人（25~65歳）では，9~11 Hzのα波が後頭部優位に出現し，開眼，光，音刺激などで抑制されます．周波数の変動は1 Hz以内で，それを超えると不規則で非律動的に見えます．このとき，組織化が不良といいます．

2 優位律動の分析

　脳波は覚醒度が常に変化するため，それを考慮しながら，判読しなければなりません．基準電極導出でのO1，O2のチャンネルに目をつけます（**図7-3**参照）．

この際，閉眼状態で覚醒度が高いと考えられる頁での優位律動をチェックします．
1頁目でα波が見られない場合は，病的な意識障害か正常であればウトウト状態
なので，開閉眼をさせた頁でα波の性質を検討します（**図7-3 参照**）．つまり，
脳波を1頁目から順を追って時系列的に読み進めて行く必要はありません．優位
律動の評価を最初に行うことが肝要です．

　記録開始直後に，基準電極導出で閉眼，開眼を2，3回繰り返した後のO1，
O2のα波の周波数を観察します．健常成人では10〜12 Hzで律動的なα波が連
続的に観察（少なくとも5秒）されたなら，閉眼状態で最も覚醒度が高いと判断
されます．この状態を参考にして，覚醒度の変化をモニターします．覚醒度が低
下すると後頭部のα波の連続性が乏しくなり，その周波数も遅くなり，振幅が低
下します．入眠期に徐波が出現しても覚醒度が高いときに出現する徐波に比べて
病的意義はあまりありません．

　α波の周波数が遅いことは，脳機能低下を意味します（**図7-4 参照**）．α波は，
正常では後頭側頭部（T5，T6）および頭頂部（P3，P4）にかけて分布します
（**図7-5 参照**）．脳機能が低下すると前側頭部（F7，F8）および前頭部（F3，
F4）まで広がります．基準電極導出では耳朵の活性化が起こりますので，必ず
双極導出で分布を評価します．正常人でも右後頭部のα波が左よりも振幅が大き
い傾向にあります．しかし，振幅の左右差が50%以上あれば，病的です．周波
数の左右差もチェックする必要があり，遅いほうが機能低下を意味します（**図
7-4 参照**）．開眼，光，音刺激などで抑制されますが，脳機能低下（認知症など）
がある場合は，逆に反応性が減弱します（**図14-7 参照**）．

　基準電極導出では，耳朵の活性化が起こることがあり，電位分布を正確に評価
できないことがあります．例えば（**図7-5 参照**）に示す優位律動の頭皮上分布
ですが，左の基準電極導出ではα波が後頭部優位ながらもびまん性に出現してい
ます．しかし，双極導出では側頭部ではT5，T6，頭頂部ではP3，P4までの広が
りしかないことがわかります．したがって，基準電極導出でびまん性α（diffuse
α）という表現は，双極導出で前頭部まで分布に広がりがない限り，極力避けな
ければなりません．

Ⅲ ステップ 2

1 非突発性異常

　徐波は，その形態（不規則性，非律動性，多形性 vs 規則性，律動性，単調性）および出現頻度（持続的 vs 間欠的）によりカテゴリー化されます（**11 章**参照）．広汎性に出現する不規則徐波は，半球性の白質および皮質を含む大きな病変で観察されます．徐波やその群発は非突発性異常であり，てんかん原性ではありません．

2 代表的徐波

　前頭部間欠性律動性 δ 活動（FIRDA）は両側同期性の律動性活動です（**図11-1** 参照）．皮質および皮質下灰白質の病変が主な原因であるとされています．局所性に白質ないし皮質が障害された場合には持続性多形性 δ 活動（PPDA）が出現します（**図 11-4** 参照）．PPDA は局所性脳病変のマーカーであり，視床から皮質への求心性入力が絶たれることが原因と考えられています．MRI などの画像でも病変が検出されます．局所性徐波はその振幅，周波数，出現の持続性，刺激に対する反応性が障害程度を表す指標となります．持続性徐波は重度脳障害を，間欠的徐波は皮質下を軽度の脳障害を示唆します．開眼，光，音刺激などに反応性がない徐波は反応性のあるものに比べ，より障害が強いことを意味します（**図 11-4，13 章**参照）．

Ⅳ ステップ 3

1 突発波

　突発波とは，背景活動に含まれる α 波などとは，形，周波数，振幅などの点で区別される一過性の波形で，棘波 spike，鋭波 sharp wave，棘徐波複合 spike and wave complexes などを指します（図 5-1 参照）．棘波は持続が 20〜70 ms，鋭波は 70〜200 ms であり，持続時間により定義されていますが，生理的意義はどちらも易興奮性の状態，すなわち，てんかん原性である可能性を示唆します．また，側頭葉てんかんでは，耳朶の活性化により陰性棘波が陽性棘波に見えることがありますので，注意を要します（図 10-17 参照）．

2 周期性パターン

Creutzfeldt-Jakob 病や亜急性硬化性全脳炎では，周期的脳波異常を呈します（図 13-11 参照）．広汎な皮質興奮性の増大とそれに続く皮質下で発生する抑制が周期性パターンの原因であると考えられています．周期性一側性てんかん波発射（PLEDs）は一側性に同期的に出現する高振幅複合波で，ヘルペス脳炎に特異的といわれますが，重篤な急性脳血管障害でも見られます（図 13-9 参照）．

V ステップ 4

1 所見のまとめ [16, 109〜111]

異常脳波というのは正常では出現しない波形の脳波はもちろん，波形は正常でも出現が異常であるようなものも含まれます．また，安静時には異常が認められなくても，睡眠や過呼吸あるいは閃光のような刺激によって引き起こされ，潜在的な異常が見出されることもあります．優位律動の周波数，徐波の混入の程度を知ることにより，脳の基本的な機能水準を推測することが可能です．優位律動の徐波化，徐波の混入の増大は大脳皮質の機能低下を示唆します．

・**優位律動の徐波化** slow dominant rhythm

両側性なら軽度〜中等度の脳機能低下，一側性ならその半球の機能低下が示唆されます（図 7-4 参照）．

・**優位律動の消失** lack of dominant rhythm

両側性なら中等度〜高度の脳機能低下，一側性ならその半球の中等度〜高度の機能低下が示唆されます（図 17-1 参照）．

· **背景活動の徐波化** diffuse background slowing

周波数が遅くなればなるほど，その振幅が大きくなるほど異常の程度が強くなります．例えば，中等振幅の 6 Hz θ 波より高振幅の 2 Hz δ 波のほうがより異常の程度が強いと考えられます．開眼，音，光，痛み刺激に対する反応性がないとそれだけ異常の程度が強くなります（図 14-7 参照）.

脳波所見記載用紙には，優位律動を含む背景活動の所見を記載します．その後，光刺激，過呼吸による変化，発作波の出現の有無を書きます．最後に異常の程度を判定します．

2 総合判定

脳波所見から病態生理の鑑別診断を行った後に，臨床所見と対比します．

· **軽度異常** mildly abnormal

背景脳波または優位律動が軽度に異常である場合をいいます．健康人でもこのくらいの異常は 20% くらいにあり得ます．非特異的な所見ですし，患者に結果を説明するときは，さほど気にしないように説明して構いません．

· **中等度異常** moderately abnormal

軽度または高度異常を除いた異常脳波です．脳波所見と臨床症状に明らかな相関が認められます．

· **高度異常** markedly abnormal

正常の背景脳波または優位律動が全く見られないか，著明な異常波がある場合を指します．

VI 脳波所見の記載例

最後に脳波所見の記載例を呈示します．筆者が脳波を見たときの情報は，「25歳，男性」だけです．図 19-1 にしたがって，順序だった判読を進めます．最後に総合所見をまとめ，臨床との相関を検討します．

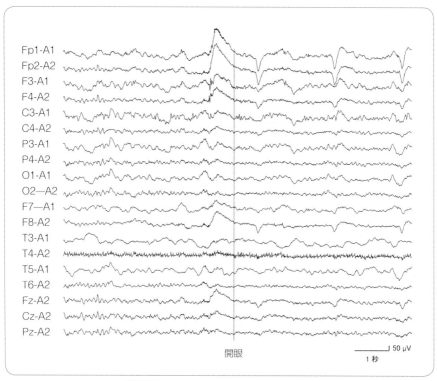

開眼

50 μV

1 秒

図 19-2 優位律動の確認とその反応性

左後頭部は α 波に乏しいですが，右後頭部では出現しており，開眼にも抑制されます．

1 優位律動

　開眼直前の後頭部の O1，O2 を見ると（**図 19-2**），左は α 波の出現が乏しく，θ，δ 波が混入しています．しかし，右は 9 Hz で 30〜40 μV くらいの α 波が出現しています．しかし，その組織化（周波数の均一性）はあまりよくありません．右後頭部の α 波は，開眼に反応して抑制されます（**図 19-2**）．

　次に，頭皮上分布を見ます．このとき，縦の双極導出を参照します（**図 19-3**）．**図 19-2** とは，異なる時間帯で検討します．右の α 波は傍矢状部では C4，側頭部では T4 まで広がっています（**図 19-3** の説明参照）．通常は，P4，T6 までですので，少し分布が広い印象があります．

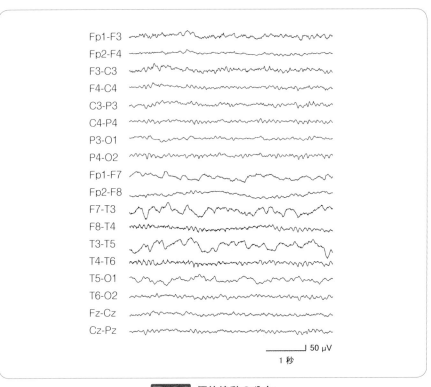

図19-3 優位律動の分布

傍矢状部では C4，側頭部では T3 まで広がっています．その理由は，もし，F4，T4 まで α 波が分布しwhenています，と，Fp2-F4，Fp2-F8 にも α 波が見えるからです．本症例の場合は F4-C4，F8-T4 まで α 波が見えます．

2 賦　活

過呼吸では，特に徐波の賦活や突発波の出現はありませんでした．光刺激では，右後頭部に光駆動を認めました（**図19-4**）．しかし，左後頭部に光駆動は出現しなかったので，左後頭部の機能低下が示唆されます．

3 非突発性異常

もうお気づきのように，左半球には持続性に高振幅不規則徐波が出現していま

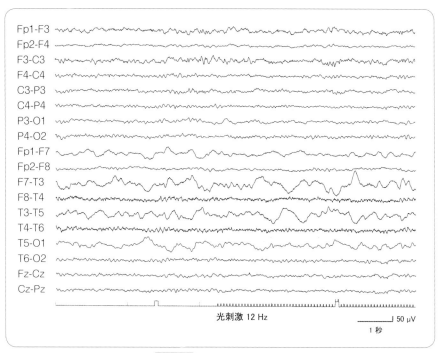

| Fp1-F3 |
| Fp2-F4 |
| F3-C3 |
| F4-C4 |
| C3-P3 |
| C4-P4 |
| P3-O1 |
| P4-O2 |
| Fp1-F7 |
| Fp2-F8 |
| F7-T3 |
| F8-T4 |
| T3-T5 |
| T4-T6 |
| T5-O1 |
| T6-O2 |
| Fz-Cz |
| Cz-Pz |

光刺激 12 Hz
50 µV
1 秒

図 19-4 光刺激（12 Hz）

右後頭部に光駆動を認めます．優位律動の周波数より速くなっていることがその根拠です．なお，左後頭部には光駆動は出現しておらず，左後頭部の機能低下が示唆されます．

す（図 19-2〜4）．この徐波は PPDA です．その理由は，外的刺激に対して反応しないからです（11 章参照）．つまり，開眼（図 19-1）や光刺激（図 19-3）に対して全く反応しません．次に，この PPDA の頭皮上分布を検討します．耳朶基準でみると（**図 19-5 左欄**），左半球全般に不規則徐波が出現しています．ただ，よく見ると，T3 は陰性ですが，その他の電極は陽性であり，F3，P3，C3でほぼ同じ電位です．開眼前の脳波（図 19-2）でも，同様の傾向です．これから，何を考えますか？ **耳朶の活性化**ですね．つまり，A1 には何かしらの陰性成分が波及していると考えないとこの電位分布を説明できません．そこで，リモンタージュして双極導出の縦と横を見ることになります．縦の導出では，傍矢状部では，明瞭な位相逆転がありません（**図 19-5 中欄**）．しかし，FP1，F3 には等

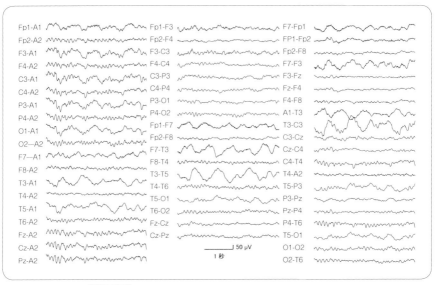

図 19-5 PPDA 局在決定のためのリモンタージュ

耳朵基準では，耳朵の活性化のために，T3 を除いて陽性電位になっています（本文参照）．縦の導出を見ると，傍矢状部では，Fp1 が最大もしくは Fp1 と F3 がほぼ等電位で C3 と P3 の間に電位差が発生しています（中欄）．横の導出を見ると，前側頭部では F7 が Fp1，F3 や Fz より陰性であることがわかります（右欄）．中側頭部では T3 が陰性の最大です．

電位の陰性電位があることがわかります（**図 19-5** の説明参照）．側頭部では T3 で位相が逆転していますので，中側頭部に最大の陰性電位があることがわかります．横の導出では，傍矢状部より側頭部の方が陰性です（**図 19-5 右欄**）．以上から，この PPDA は中側頭部を最大として前頭部まで広がる（左前 1/4 半球）電位分布であることがわかります（**4 章**参照）．一つ気になるのが，速波や θ 波が左半球で目立つことです．一般的に不規則な高振幅 δ 活動に速波が重畳することは，まれです．この点がなぜなのか気になります．

4 突発性異常

　まれですが，Fp1 最大の鋭波が見られました（**図 19-6**）．頻度がまれで，てんかん原性があるかどうか不明なので，ここでは鋭一過波 sharp transients と記載しました．

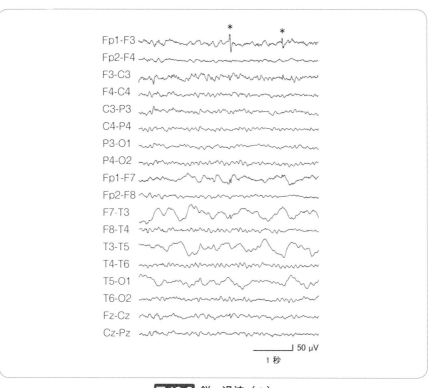

図 19-6 鋭一過波（＊）

5 総合判定

　中等度異常脳波です．左半球には優位律動に乏しく，PPDA を認めます．この所見は，器質的疾患（皮質 - 白質を含む）の存在を示唆します．右半球の軽度の機能低下もあります．左で見られた鋭一過波は，もし，臨床的にてんかんがあれば，その可能性があります．

6 臨床との相関

　症例の概要は以下のとおりです．

【主　訴】　右上下肢のしびれ

【病　歴】　X 年 12 月 18 日に左大脳深部動静脈奇形による出血があり，緊急開頭血腫除去が施行され，右片麻痺が残った．X+1 年 1 月末にガンマナイフ治療を某病院で受けた．7 月末まで同病院でリハビリを行い，その後退院となった．杖歩行でふらつきなく独歩可能であるが，右上下肢のしびれがあり，ペインクリニック通院するも改善なく，精査目的で外来受診した．MRI および脳波検査を行った．

【神経学的所見】　右同名半盲，右片麻痺，視床痛を認める．

【MRI 所見】　左大脳半球血腫に対して開頭血腫除去術後の状態．左基底核，視床，錐体路がやや萎縮している．左側頭葉〜頭頂葉の慢性期梗塞巣に拡大は認めない．

【コメント】　PPDA は AVM による左半球病変と一致します．疑問であった PPDA に重畳していた速波は，開頭手術によるブリーチリズムと解釈されました（図 10-9 参照）．さすがに，ブラインドではここまで判読はできません．てんかんの既往はないので，鋭一過波はてんかん原性とは判断しなくてよかったことになります．右半球の機能低下は，臨床的にどの程度の意味があるかどうかはわかりません．しかし，発病時には脳室内穿破もあり，右半球が圧排されていたのでその後遺症かもしれません．いずれにせよ，ブラインドで脳波を読むときには，所見を過大評価しないように注意する必要があります．

国際臨床神経生理学連合 脳波用語集（2017年改訂版 翻訳）

Kane N, Acharya J, Benickzy S, Caboclo L, Finnigan S, Kaplan PW, Shibasaki H, Pressler R, van Putten MJAM: A revised glossary of terms most commonly used by clinical electroencephalographers and updated proposal for the report format of the EEG findings. Revision 2017. Clin Neurophysiol Pract, 2:170-185, 2017.

　本用語集には臨床脳波で最もよく使われる用語を掲載した．以前の提案[1,2]に基づくと共に，脳波所見を記載し，報告書を作成するために必要な用語を追加した．すべての脳波現象は，周波数，振幅，位相連関，波形，局在性，量，そしてこれらのパラメータの変動に基づいて，できる限り正確に記載しなければならない[3]．記載は，増幅装置，モンタージュ，コンピュータプログラム／ディスプレイのパラメータとは独立でなければならない．生体由来ないし技術的な問題によるアーチファクトは，脳波所見の適切な解釈を妨げるので，除去されるか，もしくはもしそれが不可能ならば，所見の中に記載しなければならない．

　脳波判読は，事実の記載と脳波記録の臨床的解釈を含む標準的書式に従わなければならない．脳波所見の解釈には，患者の年齢，既往歴および現病歴，意識／覚醒レベルや協力度などの記録中の状況を知る必要がある．脳波判読は，結果をまとめて，相談医からの診断や臨床的疑問について臨床的解釈を書かなければならない．脳波判読の用語は，共通の神経学的臨床所見に従い，**脳波専門医ではない内科医に分かるような用語**を使って記載しなければならない．

Absence　欠神　全般てんかんの一型．脳波パターンを記載するときは，この用語を用いない．本用語は，棘徐波複合，3 Hz (c/s) 棘徐波複合，鋭徐波複合を示唆する．

Activation procedure　賦活法　脳活動を調節する種々の手段で，例えば，生理的波形の増強ないし異常突発波を誘発する方法である．閉眼，過呼吸，閃光刺激，自然睡眠あるいは薬物睡眠，感覚刺激（音，体性感覚あるいは痛み刺激）が含まれる．

Active sleep　動睡眠　新生児の正常睡眠パターンで閉眼，間欠性の急速眼球運動，不規則な呼吸，少ない体動で特徴づけられる．脳波は，満期産児と早産児では中等度の活動を，月経後年齢 post menstrual age（PMA）34 週未満の未熟児では，tracé discontinue（非持続性脳波，群発間隔は PMA に依存する）を呈する（quiet sleep, activité moyenne, tracé discontinue, REM sleep を参照）．

Activity, EEG　脳波活動　大脳由来の脳波波形あるいは一連の脳波波形．

Activité moyenne　中等度活動　満期産児と早産児において覚醒時および動睡眠時にみられる脳波パターンで，低～中等度振幅（25～50 μV）の θ と δ が β 活動に重畳する混合周波数活動で特徴づけられる．同義語：mixed frequency activity（active sleep を参照）．

After-discharge　後発射　(1) 離れた脳領域を皮質あるいは脳内の電極を通じて単発ないし反復的に電気刺激したときに続発する脳波けいれんパターン．(2) 誘発電位や棘波などの一過波に続く律動性活動の群発．

Aliasing　エイリアシング　信号がもつ最大周波数の少なくとも 2 倍以下で誤って標本化されたときに生じる脳波信号の歪み．ナイキストの定理では，標本化周波数は，記録される最大周波数の 2 倍以上でなければならないが，正確な脳波のデジタル化には，もっと高い標本化周波数を必要とする．コメント：歪みとエイリアシングはナイキスト定理に基づく（Nyquist theorem, sampling rate を参照）．

Alpha band　α（アルファ）帯域　8～13 Hz の周波数帯域．ギリシャ文字の α．

Alpha rhythm　α律動　8～13 Hz の律動で，覚醒時に後頭部優位に出現し，一般的には後頭部で振幅が最大である．振幅は変動し，成人では多くは 50 μV 以下であるが，小児ではそれより大きい．最もよくみられるのは閉眼で身体的にリラックスしており，精神活動が相対的に低いときである．注意，特に視覚刺激や精神的努力などで抑制される．コメント：本用語は上記の基準を満たす律動に限る．α律動とは異なる分布や反応性を示す特異的名称の α帯域活動（例：mu 律動や κ昏睡）や特異的名称をもたないものは α周波数の律動ないし α活動とよぶ（blocking, attenuation を参照）．同義語：posterior dominant rhythm．

Alpha variant rhythms　α異型律動　後頭部優位に出現する律動で，α律動とは似た反応性を示すが，α律動とは周波数が異なるもの．コメント：(1) しばしば周波数は 2 倍ないし 1/2 の調和関係にあり，α律動が見えないときでも出現する．(2) 若年者後頭部徐波と混同しないこと（fast alpha variant rhythm, slow alpha variant rhythm, posterior slow waves of youth を参照）．

Alpha wave　α波　1 秒の 1/8～1/13 の持続をもつ波（77～125 ms）．

Amplitude, EEG　脳波振幅　振幅は平均値に対する脳波信号の変化を表し，単位は通常マイクロボルト（μV）である．しばしば脳波波形の最大点から最小点（頂点間振幅）の差あるいは整流した基線から頂点までの大きさとして表される．変動する脳波活動ないしサイン波的変動のある波はその範囲を記載したほうがよい．コメント：脳波振幅は 2 つの電極ペアの電位差を示す．その大きさは，導出法（つまり，モンタージュ）や電極間距離に依存し，干渉する骨などの構造物で歪む．同義語：実際には電位は脳波振幅と同義であり，波形の視覚的大きさはディスプレイの利得による（voltage, display gain を参照）．

Amplitude-integrated EEG（aEEG）　振幅統合型脳波　信号処理により脳波活動をカスタム表示したものである．脳波の 2～15 Hz の周波数成分を抽出する．その波形を整流して，包絡線（円滑化）を振幅（対数表示）とし，時間圧縮をかける（そのため数時間の経過が画面上で観察できる）．新生児の集中治療室，例えば，低酸素・虚血性脳症に罹患した小児では広く用いられている．コメント：同時に記録した生の脳波記録をレビューすることが推奨される．同義語：cerebral function monitor（CFM）．

Analog-to-digital conversion（AD conversion）　アナログ・デジタル変換（AD 変換）　持続的なアナログ信号を数値表記化するもの（振幅データを不連続化する）．AD 変換は 1 秒あたり何回信号を数値化するかを表す標本化周波数とシステムのダイナミックレンジにおける振幅の分解能（通常，2 進法の数値列で表される）より特性が決まる（sampling rate を参照）．

Anterior（slow）dysrhythmia　前頭部（徐波）律動異常　満期産児や月経後年齢（PMA）が32〜44週の早産児でみられる正常脳波活動．両側前頭部δ波（50〜100 μV）が特徴的で，孤発性ないし短連続性で，典型的には同期性，対称性である．

Application, electrode　電極装着　電極と被検者の頭皮ないし脳との間を固定し，電気的な結合を確立する過程．

Arrhythmic activity　非律動活動　周期が一定しない一連の脳波波形（rhythmic を参照）．

Arousal　覚醒　脳波活動に反映される覚醒水準の低いレベルから高いレベルまでの変化．

Array, electrode　電極の配列　頭皮あるいは脳表，脳実質内における電極の規則的な配列．同義語：electrode montage.

Artifact　アーチファクト　(1) 瞬目，体動，心電図あるいは筋電図などの脳波記録に混入する脳外起源の生理的電位変化．(2) 装置の不具合あるいは機能不全，患者の体動や周囲の電気的ノイズなどの脳外要因によって起こる脳波波形の変化．

Asymmetry　非対称　半球間の相同部位の電極チャネルにおける振幅，周波数，形態の不一致．実際的には，もし後頭部優位律動の振幅の左右差が50%以上，周波数の差が1 Hz以上ならば異常と考えてもよい．ただし，これらの数値は便宜的なものである．定量的脳波（qEEG）では，脳対称性指数 brain symmetry index（BSI）で定量化される（quantitative EEG を参照）．

Asynchrony　非同期　同側あるいは対側半球の同期しない脳波活動．例えば，別々の電極もしくはチャネルで2つの類似波形がみられるが，時間差により同時に出現しないこと．

Attenuation　減衰　脳波活動の振幅の低下（例えば，α律動は開眼により抑制されたり消失する）．これは生理的ないし脳の電気刺激に対する一過性の反応で，より恒久的には脳萎縮や虚血などの病的状態の結果として生じる．

Auditory evoked potential（AEP）　聴覚誘発電位　聴覚刺激に対する誘発反応（evoked potential, brainstem auditory evoked potential を参照）．

Augmentation　増強　脳波活動の振幅の増加（α律動は閉眼時に特徴的に増強する）．

Average（potential）reference electrode　平均電位基準電極　本用語は使用しない．その代わりとして，共通平均基準電極（common average reference）を使う．同義語：Goldman-Offner 基準電極（本用語も使用しない）．

Background activity　背景活動　正常ないし異常でみられる局所性ないし一過性の脳波活動であり，このパターンは背景から浮き立って出現する．コメント：背景活動がないときもあるし，α律動などの個々の律動とは同義ではない．同義語：on-going activity.

Background slowing　背景活動の徐波化　年齢と被検者の状態を考慮しても背景活動の周波数が正常範囲よりも遅いとき，背景活動の徐波化という．コメント：後頭部優位律動の徐波化と混同してはいけない．

Band　帯域　ある記録時ないし時間帯での脳波の周波数の範囲で，δ，θ，α，β，γと高周波振動がある．

Bandwidth　帯域幅　記載された脳波チャネルの周波数の範囲（例えば，1〜70 Hz）．増幅器の周波数フィルタによって大きく左右される（frequency response を参照）．

Basal electrode　頭蓋底電極　頭蓋骨の基底部近くにある電極（foramen ovale electrode, nasopharyngeal electrode, sphenoidal electrode を参照）．

Baseline　基線　(1) 狭義：脳波増幅器の2つの入力端子に等しい電圧を加えたときに得られる線，あるいはある脳波記録ないしある時期に推定される"ゼロ振幅値"．(2) 広義：ある時間幅の脳波の振れについて，脳波活動のおよその平均値に相当する視覚的に判定した想像上の線．

Benign epileptiform discharges of childhood　小児良性てんかん性放電　本用語は使用しない．本用語は頭皮上分布の局在性に依存し，後頭部，中心-側頭部，あるいはローランド棘波を示唆する（rolandic spikes を参照）．

Benign epileptiform transient of sleep（BETS）　睡眠時良性てんかん性一過波　本用語は使用しない. 正常亜型の一つ. 入眠期と軽睡眠期に出現する非常に持続が短い（50 ms 以下）, 低振幅（50 μV 以下）の小鋭棘波で, しばしば低振幅の θ 波が続く. コメント：このパターンの臨床的意義はないし, その名前とは異なりてんかん原性ではない. 同義語：small sharp spikes（こちらを推奨する）.

Beta band　β（ベータ）帯域　14〜30 Hz の周波数帯域をいう. ギリシャ文字の β.

Beta rhythm or activity　β律動／β活動　14〜30 Hz の脳波活動（波の持続時間は 33〜72 ms）. 覚醒時に前頭 - 中心部でよく記録される. 前頭 - 中心部の β 律動の振幅は変動するが, 30 μV 以下である. 対側の動きあるいは触覚刺激で抑制あるいは減衰するが, これは皮質脳波で著明である. 他部位に出現する β 律動もあるが, びまん性に出現するものは薬物誘発性（例えば, アルコール, バルビツール酸系薬, ベンゾジアゼピン, 静脈麻酔）のことが多い.

Bilateral　両側性　両側の頭部（あるいは身体）にみられるもの.

Bilateral independent periodic discharges（BIPDs）　両側独立性周期性放電（BIPDs）　BIPDs は両側に独立性（非同期的な）の表面陰性の棘波, 鋭波, 多棘徐波からなる二相性, 三相性ないし多相性複合波である. 変動はあるものの徐波が続き, 持続は 60〜600 ms（典型的には 200 ms）で, 標準の 20 分間の脳波記録では少なくとも 50％に認める. 振幅は 50〜150 μV（ときに最大 300 μV）で, 非対称性で 0.5〜2 c/s で繰り返す（まれに最大 10 秒）. BIPDs は広汎性に分布し, その波形はかなり一定している. BIPDs の多くは, 一時的な現象で, 2, 3 週で消失する. 急性で局所性の破壊病変（例えば, 脳梗塞, 脳腫瘍, 単純ヘルペス脳炎）や亜急性／慢性病変（てんかんや脳血管障害）でみられる. 同義語：bilateral independent periodic epileptiform discharges, cerebral bigeminy（本用語は使用しない）（periodic discharges を参照）.

Bilateral independent periodic lateralized epileptiform discharges（BIPLEDs）　両側独立性片側性周期性放電（BIPLDs）　本用語は使用しない. bilateral independent periodic discharges を参照（こちらを推奨する）.

Bin width　標本幅　デジタル脳波における連続する 2 点の標本間の時間で, 通常ミリ秒で表される（digital EEG を参照）. 同義語：ordinate period.

Biological calibration　生体較正　calibration と common EEG input test を参照.

Biphasic wave　二相性波形　基線を挟んで 2 つの波形からなる複合波形. 同義語：diphasic wave.

Bipolar derivation　双極導出　(1) 一対の探査電極からの記録. (2) 記録チャネルへの電極の組織だった連結の方法（exploring electrode, bipolar montage, channel を参照）.

Bipolar montage　双極モンタージュ　多数の双極導出であり, すべての導出に共通の電極をもたないもの. 多くの場合, 双極導出は連結され, 同側の隣接する導出は 1 つの電極を共有する. したがって, 増幅器の入力端子 2 が基準電極となり, 入力端子 1 が探査電極となる（channel, reference と exploring electrode を参照）.

Blocking　ブロッキング　(1) α 律動に対する開眼や状態の変化などの生理的な刺激や他の刺激に対する反応として起こる, 明らかな脳波律動の一時的な消失ないし減衰（attenuation を参照）. (2) 増幅器の感度の作動範囲を超える増幅期の出力振幅が生じることによる脳波増幅装置の一時的な飽和状態（clipping を参照）.

Brainstem auditory evoked potential（BAEP）　脳幹聴覚誘発電位（BAEPs）　クリック音に対して主に脳幹で発生する聴覚の遠隔電場電位で, 容積伝導の結果, 表面で記録される（evoked potential, far-field potential, volume conduction を参照）.

Breach rhythm　ブリーチリズム　頭蓋骨欠損の直上ないし近傍（例えば, 骨折, 穿頭術, 開頭）で記録される脳波活動で, 対側の相同領域と比較して振幅が増強する（多くは 3 倍以下）. この律動は, 骨による減衰や歪みが消失するために, α 波や mu 律動を伴う棘波様にみえる速波活動である. コメント：基礎となる脳損傷に伴うこともあるので, 局所てんかんとの関連もあるが, てんかん原性活動とは区別されるべき生理的な亜型.

Buffer amplifier　緩衝増幅器　一般的には電圧利得 1 で, 高い入力インピーダンスと低い出力インピーダンスをもつ増幅器で, 入力信号の直後の回路における負荷の影響を避けるために用いられる. 導線のアーチファクトや干渉を減少させるために, 各々の入力を電極箱中の緩衝増幅器に連結した脳波計もある.

Build-up　ビルドアップ　口語表現．次第に脳波活動の振幅が高くなること，あるいは振幅増強とともに徐波が出現する現象．例えば，過呼吸時には，しばしば周波数が減じる．発作パターンの表現にも使われることがある（seizure pattern を参照）．

Burst　群発　突然出現し，消失する波形の一種で，少なくとも4つの相があり，500 ms 以上持続する．周波数，波形や振幅により背景活動とは明らかに区別される．コメント：(1) 本用語は異常を意味しない．(2) 突発波とは同義語ではない（paroxysm を参照）．

Burst suppression　群発・抑制　θ/δ 波の突発的群発で，ときに棘波や速波を混じ，10 μV 以下の低振幅活動が間欠的に挿入される脳波パターン．脳波記録の50%以上を占める．コメント：重篤な脳機能不全ないしある麻酔深度での麻酔薬の影響でも生じる．このパターンは低酸素性脳症では神経学的には予後不良である．

Calibration　較正　歴史的には各々の増幅器の入力端子に異なる電圧を加えたときの脳波チャネルの反応を調べて記録するアナログ的操作．脳波の波の振幅に相当する直流（通常）または交流電圧を用いる．デジタル時代では，器機の較正は，システムのソフトウエアで制御される外部の信号発生器あるいは内部の信号発生器により確認される．

Cap, head　頭部キャップ　電極を定位置に保持するための帽子．同義語：electrode cap.

Channel　チャネル　一対の電極間の電位差を検出，増幅，表示するための完全なシステムあるいは計算された基準（例えば，共通平均基準電極）．デジタル脳波計では，振幅の時間経過を描くことにより，多チャネルの視覚表示を行う．

Circumferential bipolar montage　頭周双極モンタージュ　頭の周囲を囲むように連結した双極導出．通常，両側の縦方向側頭部電極が連結される．

Clipping　クリッピング　増幅器の過剰な出力電圧負荷によって信号が平坦化して描記あるいは表示されること（blocking を参照）．

Closely spaced electrodes　近接電極　追加的に国際10-20法の標準電極間の距離よりも短く置いた電極（ten-ten system を参照）．

Common average reference　共通平均基準電極　すべてあるいは多くの電極の電位を平均化したものを基準電極として用いる．同義語：average（potential）reference，Goldman-Offner electrode（本用語は使用しない）．（reference electrode，Laplacian montage を参照）．

Common EEG input test　共通脳波入力検査　脳波計の全チャネルの2つの入力端子に同じ一対の脳波電極対を接続する操作．コメント：較正操作の補助として使われる．同義語：biological calibration.

Common mode rejection　同相信号除去　差動信号に比べて同相信号の増幅を顕著に減少させる差動増幅器の特性．同相信号除去率は差動信号と同相信号の増幅の比で示される．

$$\frac{差動信号の増幅}{同相信号の増幅}=\frac{100,000}{1}$$

$$= 100,000 : 1$$

Common mode signal　同相信号　差動型脳波増幅器のそれぞれ2つの入力端子がもつ信号の共通成分．コメント：脳波記録では外部ノイズがしばしば同相信号として混入する．

Common reference electrode　共通基準電極　すべてのチャネルにおいて共通する基準電極．

Common reference montage　共通基準モンタージュ　単一の基準電極を共有する複数のチャネルからなるモンタージュ（channel，referential derivation，reference electrode を参照）．

Complex　複合波　背景活動から区別される特徴的な波形や一定の様式で反復する一連の波（例として spike-and-slow-wave complex を参照）．

Contingent negative variation（CNV）　随伴陰性変動　被検者が条件刺激とそれに伴う刺激に対して随意的に反応する課題中に記録される緩徐な陰性事象関連電位．頭蓋頂部に最大振幅をもつ陰性電位で，通常の脳波記録では記録されず，特別な記録法を用いる．同義語："expectancy wave"．（event-related potential を参照）．

Continuous EEG（cEEG）　持続記録脳波　脳電気活動をモニタリングするための長時間脳波記録．データはアナログでもデジタルシステムでも収集できるが，後者はデータ取得後に複数の定量的脳波解析が行える．一般的に cEEG は脳代謝の指標（低酸素や脳虚血），非けいれん性てんかん重積，てんかん重積，治療効果のモニターなどの臨床状況に応じて集中治療室で行われる．その目的は，脳機能が可逆性か否かを脳波変化で検出することである．心停止後の昏睡状態の予後予測に推奨されている（quantitative EEG を参照）．

Continuous slow activity　持続性徐波活動　連続する持続的な徐波活動（θ，δ 帯域）で，律動的，非律動的，多形性である．漸増ないし漸減するが消退はしないし，振幅も波形も変動する．典型的には外的刺激に反応せず，患者の年齢相応の生理的徐波に比して明らかに過剰である（intermittent slow activity を参照）．

Continuous spike and waves during sleep（CSWS）　徐波睡眠時持続性棘徐波（CSWS）　神経認知機能異常を伴い，睡眠中に電気的けいれん重積状態 electrical status epilepticus during sleep（ESES）をきたすてんかん性脳症．典型的にはけいれんの頻度は高くない．コメント：electrical status epilepticus during sleep（ESES）と同義で使われる．同義語：ESES（slow wave sleep，electrical status epilepticus during sleep を参照）．

Coronal bipolar montage　冠状双極モンタージュ　同義語：transverse bipolar montage を参照．

Cortical electrode　皮質電極　脳表に直接置くか脳実質内に挿入した電極．

Cortical electroencephalogram　皮質脳波　electrocorticogram を参照．

Cortical electroencephalography　皮質脳波検査　electrocorticography を参照．

Cycle　周期　ほぼサイン波的に振動する電位変動の連なりで，規則的に繰り返す脳波や複合波形成分からなる．

Cycles per second（c/s）　周波数の単位で 1 秒あたり何周期あるかを表す．同義語：hertz（Hz）（frequency を参照）．

Deep sleep　深睡眠　ノンレム睡眠の N3 で，前頭部領域で測定された周波数が 0.5〜2 Hz でその頂点間振幅が 75 μV 以上の δ 波が 20% 以上を占める段階．同義語：slow wave sleep（light sleep を参照）．

Delta band　δ（デルタ）帯域　0.1〜< 4 Hz の周波数帯域．ギリシャ文字の δ．コメント：通常の脳波検査では，0.5 Hz までをいう．DC 成分は通常の脳波検査ではモニターされない．

Delta brush　δ ブラッシュ　PMA25〜40 週の早産児，多くは 32〜34 週にみられ，満期産児ではまれである．0.3〜1.5 c/s の徐波（50〜300 μV）に律動的な速波（8 Hz 以上，10〜60 μV）が重畳する．局在は PMA で変わる．同義語：ripples of prematurity，spindle-delta bursts（本用語は使用しない）（extreme delta brush を参照）．

Delta wave　δ 波　持続が 0.25〜2 秒（250〜2,000 ms）の波．

Depth electrode　深部電極　脳実質内に埋め込まれた電極（多くは多接点性電極）．

Depth electroencephalogram　深部脳波　両側海馬などの深部脳構造に植え込まれた電極から記録される電気活動（stereotactic［stereotaxic］depth electroencephalogram を参照）．

Depth electroencephalography　深部脳波検査　頭蓋内電極からの深部電気活動の記録（stereotactic［stereotaxic］electroencephalography を参照）．

Derivation　導出　(1) 脳波チャネルの一対の電極の電位差を記録ないし測定する過程．(2) この過程により記録される脳波．

Desynchronization　脱同期　本用語は，状況にもよるが抑制あるいは消失を示唆する．脱同期という用語は，抑制あるいは消失の基盤となる状態にも用いられる．また，事象関連脱同期のようにパワースペクトル脳波解析により，ある周波数帯域の抑制を表現するときにも使われる（例えば事象関連脱同期）（blocking と attenuation を参照）．

Diffuse　広汎性　口語表現．脳波活動が片側あるいは両側頭部の広い領域に生じること（generalized を参照）．正常な律動（例えば，ある個人の α 活動や深睡眠時の徐波）でも広汎性に出現するので，これは異常を意味しない．コメント：可能なら頭皮上電位分布の対称性，同期性を明記すること．

Differential amplifier　差動増幅器　2 つの入力端子間で電圧差に出力が比例する増幅器．コメント：脳波計は入力段階で差動増幅器を用いる．

Differential signal　差動信号　差動増幅器の 2 つの入力端子それぞれに与えられた信号間の差．

Digital EEG　デジタル脳波　(1) アナログ脳波信号を等間隔で測定した連続的な信号強度で数値化したもの. (2) 脳波をデジタル表示した脳波記録の実際.

Diphasic wave　二相波　基線を挟んで上下に振れる2つの成分からなる波. 同義語：Biphasic wave.

Dipole　双極子（ダイポール）　陰性（吸い込み）と陽性（湧き出し）に分かれた電位（あるいは電流）から生じる脳波信号ベクトル. ダイポールはその大きさ, 位置と方向で特徴づけられる. その向きは, 法線方向（脳表に対して垂直）, 接線方向（脳表に対して平行）, 2つの組み合わせ（脳表に対して斜め方向）である. コメント：等価電流双極子は, 信号源イメージング法で, 電流の重心を表すために（例えば, 誘発電位やてんかん性放電）, 理論的にモデル化されたものである. 分散電流源モデルは電流源領域に分布する数多くの小さなダイポールを計算する.

Direct coupled amplifier　直流増幅器　連続的な段階が周波数依存性ではない増幅器.

Direct current（DC-）amplifier　直流増幅器　直流成分（周波数ゼロ）や緩徐に変動する電位を増幅する装置.

Discharge　放電　三相を超えない波形（基線を2回以上超えない）あるいは位相の数にかかわらず0.5秒以下持続する波形. 活動電位やシナプス後電位と同じく, 発作間欠期のてんかん性波形や発作パターンを示唆する解釈上の用語（epileptiform pattern, seizure pattern を参照）.

Disk electrode　円板電極　典型的にはコロジオンや脳波ペーストなどの接着剤で頭皮に装着する金属円板.

Disorganization　無秩序化　生理的脳波律動の周波数, 波形, 分布, 出現量が大きく変化していることで, (1) 同一個人の縦断的変化や頭部対側の相同部位において, あるいは (2) ほぼ同年齢でほぼ同じ覚醒水準の健常人と比較する際に用いる（organization を参照）.

Display gain　表示画面の利得　視察的観察を助けるために, データ収集後, 表示画面の波形の大きさを変えること. コメント：データ取得時に感度を変えることと画面の表示を上げたり下げたりすることは同じである.

Duration　持続　(1) 個々の波形や複合波の始めから終わりまでの間隔. コメント：個々の成分の持続サイクルが規則的に繰り返す場合は波形や複合波の周期といわれる. (2) 脳波記録において一連の波形や複合波あるいは特徴ある波形が続く時間.

Electrical status epilepticus during sleep（ESES）　睡眠時電気的けいれん重積状態　小児期にみられる睡眠時の持続性ないしほぼ持続性の棘徐波複合. 覚醒時にもこの放電が前頭部や側頭部優位に出現するが, 睡眠時に著明に増加し, レム睡眠では減少する. てんかん性活動の定量化の基準は確立されていないが, 棘徐波指数が50%以上ないし85%以上を用いる人がいる. 小児の多くは知的機能が悪く, 既にてんかんがあるか, てんかんを発症する. コメント：continuous spike and waves during sleep（CSWS）ともいわれる（index, slow wave sleep, continuous spike and waves during sleep を参照）.

Electrocerebral inactivity　大脳電気的無活動　自発性であれ, 生理的刺激や薬剤によっても, 脳起源の電気的活動が頭部のすべての領域で消失していること. コメント：脳死疑い時の厳密な記録法は, Stecker ら（2016）[4] の報告にある. 大脳電気的無活動は, 低振幅パターンとは明らかに区別されなければならない（low voltage EEG を参照）. 同義語：electrocerebral silence. flat or isoelectric EEG（本用語は使用しない）.

Electrocorticogram（ECoG）　皮質脳波　大脳皮質に直接置いた, あるいは挿入した電極から得られる脳波活動. コメント：皮質脳波は, 頭蓋内手術時や電極植え込み術の後に行われる（subdural electrode を参照）.

Electrocorticography（ECoG）　皮質脳波検査　脳皮質に直接置いた, あるいは挿入した電極から得られる脳波活動を記録する方法. コメント：皮質脳波検査は, 頭蓋内手術時や電極植え込み術の後に行われる（subdural electrode を参照）.

Electrode, EEG　脳波電極　頭皮あるいは脳内に置いた, または挿入する伝導性器具.

Electrodecrement　振幅減衰期　振幅の減衰する期間で多くは速波活動が重畳する.

Electrode impedance　電極インピーダンス　オームの抵抗と誘導抵抗に起因する交流抵抗の総和. 対をなす電極間または脳波計によっては各々の電極とすべての並列につないだ電極間で測定される. 単位はオームである（一般にはキロオーム；kΩ）. コメント：(1) 脳波の周波数範囲を超えると容量要因が小さくなるので, 電極インピーダンスは通常, 電極抵抗にほぼ等しくなる. (2) 脳波増幅装置の入力抵抗とは同義ではない（electrode resistance, input impedance を参照）.

177

Electrode resistance　電極抵抗　脳波電極と頭皮または脳との間を干渉する直流に対する総抵抗．対をなす電極間または脳波計によっては各々の電極とすべての並列につないだ電極間で測定される．単位はオームである（一般にはキロオーム；kΩ）．コメント：直流電流での電極抵抗の測定により，ある程度の電極の分極が生じる（electrode impedance を参照）．

Electroencephalogram（EEG）　脳波　特に断りがない限り，頭皮上に置かれた電極から記録した脳の電気活動．

Electroencephalograph（EEG）　脳波計　脳波を記録するための装置．

Electroencephalographic　脳波の　用いた方法によらない生体の電気記録（本解説では，EEG，ECoG，SEEG など）．

Electroencephalography（EEG）　脳波検査　(1) 脳の電気活動に関する学問．(2) 実際に脳波を記録し，それを解釈すること．

Encoche frontale　前頭鋭波　新生児ないし PMA34〜44 週の早産児にみられる．前頭部の広い二相性の鋭波（50〜100 µV）である．典型的には両側性だが，片側性のこともある．動睡眠から静睡眠の移行期にみられる．同義語：anterior sharp transient，transient frontal sharp wave（active sleep と quiet sleep を参照）．

Epicortical electrode　皮質上電極　本用語は使用しない．同義語：subdural electrode（こちらを推奨する）．

Epileptiform pattern　てんかん性パターン　背景活動から区別できる一過性の特徴的な尖った波形で発作間欠期のてんかん患者にみられる．しかし，特異的ではなく常にみられるわけでもない．てんかん性パターンは以下の 6 つの基準のうち 4 つを満たさなければならない．

(1) 二相性ないし三相性波形で，先鋭ないし棘波様の形態（つまり，先の尖った頂点）．

(2) 観察される背景活動とは異なる短いまたは長い波形の持続．

(3) 波形の非対称：立ち上がりは急峻で立ち下がりは緩徐である．逆のこともある．

(4) 一過波は徐波が後続する．

(5) てんかん性放電周囲の背景活動はてんかん性放電により中断される．

(6) 頭皮上の陰性と陽性電位の分布は脳内信号源を示唆し，法線方向，斜め方向や接線方向の電流源に対応する（dipole を参照）．共通平均基準電極を用いた電位マップで最もよく評価できる．同義語：interictal epileptiform discharge，epileptiform activity．

Epoch　区間　脳波記録におけるある時間の区画．区間の長さは任意に決められるが，明記しなければならない．

Equipotential　等電位　ある時点において同じ電位である頭部，電極の領域に用いる．同義語：isopotential line，isopotential．

Event-related potential（ERP）　事象関連電位　逸脱刺激（ミスマッチ陰性電位や，P3 あるいは P300），応答の予想（運動準備電位），刺激に対して反応を要求する課題（随伴陰性変動）などの事象に伴う 70 ms 以上の遅い潜時の反応．制御された心理的文脈をもつ課題に対する緩徐な（低い周波数のため）"内因性"の誘発電位に用いられる．高次な感覚処理の一面を反映するため，注意，期待，新規性検出，刺激サリエンス性，標的認知，課題関連，情報デリバリー，意思決定，刺激評価時間，テンプレートマッチング，記憶，認知エポック，認知的閉鎖などの"認知電位"としても用いられる（evoked potential，contingent negative variation，mismatch negativity，P3 or P300 を参照）．

Evoked magnetic field　誘発脳磁場　脳波誘発電位に対応する誘発磁場（evoked potential，magnetoencephalography を参照）．

Evoked potential（EP）　誘発電位　生理的，非生理的刺激や事象により時間的に同期して誘発される波や複合波で，時間的経過が評価できる．コメント：頭の表面からこれらの事象関連電位を検出するにはコンピュータによる加算平均が適している（event-related potential を参照）．

Exploring electrode　探査電極　神経系の興奮性組織の電位を登録する電極で，歴史的には脳波計の入力端子 1 で入力端子 2 にある基準電極と連結する．同義語：active electrode（すべての電極は，基準電極も含めて'活性化'しているので，本用語の使用は避ける）（reference electrode を参照）．

Extracerebral potential　脳外電位　脳起源ではない電位で，脳波上のアーチファクトを指す．被検者や記録系統に対する電気的干渉，被検者，脳波計や脳磁計そのものへの電極の接続により生じる（artifact を参照）．

Extreme delta brush　過剰デルタブラッシュ　ほぼ持続的で律動性のδ活動（1～3 c/s）に重畳するβ帯域活動（20～30 Hz）に特徴づけられる特異な脳波パターン．多くは対称性で同期的である．睡眠-覚醒サイクルに左右されず，刺激に反応しない．NMDA 受容体自己免疫性脳炎で記載された．未熟児のデルタブラッシュに類似していることから命名された（delta brush を参照）．

Far-field potential　遠隔電場電位　脳深部構造より発生する電位で発生源から距離のある頭部の電極で記録される．これは容積伝導の結果であり，神経活動からは生じない（volume conduction，brainstem auditory evoked potential を参照）．

Fast activity　速波活動　α帯域よりも速い波で，β，γ，高周波振動がある．

Fast alpha variant rhythm　速α異型律動　正常亜型．14～20 Hz の特徴的律動で，後頭部優位にみられる．その調和周波数であるα律動と交互に出現あるいは混じる．注意や視覚ないし精神的活動で，消失ないし抑制される．

Fast ripples　高速リップル　高周波振動の一つで，通常 250～1,000 Hz 帯域の波と定義される（high frequency oscillations を参照）．

Fast wave　速波　α波よりも持続が短い波，すなわち 1/13 秒以下．

Focal　焦点性　頭蓋内の1ないし2つの電極から記録されるなど，脳の狭い領域に限局する（regional，multifocal を参照）．焦点発作てんかんは，その起始が1つの半球のネットワーク内に限られ，初期には限局性のてんかん性脳波パターンを伴う（epileptiform pattern を参照）．

Focus　焦点　正常であれ異常であれ，ある脳波活動の出現する頭皮上，大脳皮質，脳深部の限局した部位．

Foramen ovale electrode　卵円孔電極　卵円孔を通って，内側側頭皮質付近に挿入した多接点電極．コメント：内側側頭葉てんかん疑いのときに外科手術前の評価に使う（basal electrode を参照）．

Fourteen and 6-Hz positive burst／spikes　14 & 6 Hz 陽性群発／棘波　正常亜型．アーチ状の波形をした 13～17 c/s および／または 5～7 c/s，多くは 14 c/s および／または 6 c/s，の群発で，入眠期や軽睡眠中に両側あるいは片側の後側頭部とその近傍にみられる．尖った成分は陽性で，振幅は変動するが，75μV 以下である．コメント：(1) 対側の耳朶あるいは共通平均電位基準で最も記録される．(2) このパターンは"偽性てんかん波"と呼ばれている（つまり，てんかん性けいれんを伴わない）．同義語：ctenoids（本用語は使用しない）．

Frequency　周波数　1秒間に出現する波または複合波の数．c/s また Hz で表わされる．コメント：α活動などのサイン波的な活動には Hz の方がより適切である．しかし，棘徐波複合などの複雑な波形のときには不適切であり，c/s の方がより正確に定量化されるかもしれない．この原理は本用語集のすべてに貫かれている．

Frequency response　周波数応答　増幅器の特性で 10 Hz 活動に対する応答と比べて他の周波数に対する応答の違いをみるもの．脳波チャネルの周波数帯域は，低周波と高周波フィルタならびに記録システムの周波数応答特性で決定される．

Frequency response curve　周波数応答曲線　低周波，高周波フィルタをある特定の値に設定したときの出力の振れまたは増幅器の出力と入力周波数の関係を表したグラフ．

Frequency spectrum　周波数スペクトル　周波数に対する種々の周波数成分の振幅と位相の分布．脳波のフーリエ解析で求められる．コメント：多くは振幅データで（例えば，δ，θ，α，β，γ帯域）であり，位相情報は提供されない（power spectrum，quantitative EEG を参照）．

Frontal intermittent rhythmic delta activity（FIRDA）　前頭部間欠性律動性δ活動　かなり規則的な 1.5～2.5 Hz のサイン波形ないし鋸歯状波形の群発で，前頭部にみられ，両側同期性ときに片側性である．コメント：動ける患者で軽度から中等度の非特異的な脳症でよくみられる．しばしば脳血管障害に伴う．同義語：occasional frontally predominant brief 2/s GRDA．

Fronto-central theta　前頭中心部θ波　正常亜型．心理的ストレスや認知課題遂行中，特に問題解決時にθ律動が頭蓋頂より前の正中部に出現する．若年健常者（30歳以下）によくみられる．このパターンは認知課題に対する正常な反応である．同義語：frontal midline theta，Ciganek rhythm．

Gain, voltage　電圧の利得　脳波チャネルの入力信号電圧に対する信号電圧の比.

例

$$利得 = \frac{Vo}{Vi} = \frac{10\ \mathrm{V}}{10\ \mu\mathrm{V}} = 1{,}000{,}000$$

電圧利得（G）は dB で，対数比で表される．$G = 20\ \log_{10}(Vo/Vi)\ \mathrm{dB}$.

例：利得が 10 の場合，G = 20 dB. 1,000 の場合，G = 60 dB. 1,000,000 の場合，G = 120 dB. 利得は全チャネルの感度を減衰したり，均質化するために使われる（sensitivity を参照）.

Gamma band　γ（ガンマ）帯域　周波数帯域が 30〜80 Hz. ギリシャ文字の γ. コメント：コンピュータディスプレイの画像解像度は高周波数帯域の視察的評価を限定化する．しかしながら，脳波チャネルの高周波数応答を評価しないでよいということにはならない．棘波や鋭波などの脳波一過波は 50 Hz 以上の成分をもつ.

Gamma rhythm or activity　γ律動，γ活動　周波数帯域が 30〜80 Hz の脳波律動（波形の持続時間は 12.5〜33 ms）. コメント：一般に神経ネットワークに関わるかそれに駆動される活動として脳内電極で記録される.

Generalization　全般化　ある限局した部位から頭部全体に脳波活動が波及すること　（generalized を参照）.

Generalized　全般性　広義：頭部全体に波及する脳波活動で，通常前頭部であるが，まれに後頭部最大となることもある（diffuse を参照）. 狭義：両側性の脳波放電で頭部の相同領域に対称性かつ同期性に現れる（symmetric と synchronous を参照）. 例えば，全般性てんかんでは，ある時点では半球内から起こるが，急速に両側に分布するネットワークを巻き込むことがある（つまり，同期化）. コメント：どのけいれんパターンも全脳を同時に巻き込むことはないが（secondary bilateral synchrony を参照），"全般性" は，てんかんの発作型やてんかん症候群の記載に使われている.

Generalized paroxysmal fast activity（GPFA）　全般性発作性速波活動　2〜10 秒の持続で，周波数が 10〜25 Hz（典型的には 10 Hz くらい）の両側同期性の棘波群発で，睡眠中では前頭部最大である．GPFA は Lennox-Gastaut 症候群の特徴である．コメント：5 秒以上の群発では強直発作が記録される（別々のこともあり，表面筋電図でのみ検出される）. 同義語：bursts of fast rhythms, fast paroxysmal rhythms, runs of rapid spikes（本用語は使用しない）.

Generalized periodic discharges（GPDs）　全般性周期性放電　GPDs は全般性，同期性，周期性ないし準周期性の複合波で，少なくとも 50% 以上に記録される．高振幅（典型的には 100 μV 以上）で 0.5 秒程度の持続をもち，30 μV を超えない背景活動が挿間される．GPDs の形態は変動し，鋭徐波複合波，棘徐波複合波，三相波様波形，徐波複合からなる．反復頻度は 0.5〜2.0 c/s 程度である．昏睡状態でよくみられ，その多くは心停止後の重度の無酸素脳症，Creutzfeldt-Jacob 病，中毒（例えば，バクロフェン，リチウム）である．無酸素性障害では，周期性は 1.5〜3.5 c/s である．必ずというわけではないが，多くの患者の神経学的予後は不良で死亡する．同義語：generalized periodic epileptiform discharges（本用語は使用しない．periodic discharges を参照）.

Generalized periodic epileptiform discharges（GPEDs）　全般性周期性てんかん性放電　本用語は使用しない．generalized periodic discharges（こちらを推奨する）を参照.

Graphoelement　脳波型　生理的であれ病的であれ，観察される背景活動から区別される脳波パターン（一過波，電位，律動）を指す．その名称，形態，場所，持続，周波数（律動性のときは），出現パターンや賦活や調節要因との関連で特徴づけられる（例えば，入眠時過同期）.

Ground connection　接地　被検者と脳波計，脳波計と大地の導電路.

Ground projection　接地電極投影　探査電極の接触抵抗が高いときに接地電極から探査電極に波及する瞬目などのアーチファクト.

Harness, head　頭部装着帯　パッド電極を定位置に保持するために頭の形に合わせた紐の束．市販されている電極キャップはその代替品.

Hertz（Hz）　周波数の単位．同義語：cycles per second（c/s）.

High frequency filter（low pass filter）　高周波フィルタ（低域通過フィルタ）　比較的高い周波数に対して脳波チャネルの感度を減少させる回路．高周波フィルタの各々の設定で，フィルタで影響を受けない周波数，つまりそのチャネルの中央周波数帯域に比較して出力のペンの振れの減少率で表される．コメント：現在，高周波フィルタの設計と意義は製造業者間で標準化されていない．例えば，ある機器では 70 Hz に設定された高周波フィルタは，10 Hz における感度と比較して 70 Hz の感度が 30%（3 dB）あるいはある設定された百分率に対して減少することを指す．

High frequency oscillations（HFOs）　高周波振動　自発性ないし誘発性の脳活動の一過性群発で 80 Hz 以上のもの．リップル（80～250 Hz）と高速リップル（250～500 Hz）に分けられる（ripples と fast ripples を参照）．

High frequency response　高周波応答　比較的高い周波数に対する脳波チャネルの感度．増幅器の高周波応答と用いた高周波フィルタにより決まる．そのチャネルの中央の周波数帯域で，他の周波数と比較してある特定の周波数における出力のペンの振れの減少率で示される．

High pass filter　高域通過フィルタ　同義語：low frequency filter.

Hypersynchrony　過同期　神経活動の同期化の増強による脳波パターンを記載するときに使う（例えば hypnagogic hypersynchrony）．

Hyperventilation　過呼吸　数分間行われる深い規則的な呼吸．賦活法として用いられる．同義語：overbreathing（activation procedure を参照）．

Hypnagogic hypersynchrony　入眠時同同期　正常亜型．3～13 歳（典型的には 4～9 歳）の正常幼児や小児の睡眠開始時にみられる突発的な 3～5 c/s の高振幅（75～350 μV）のサイン波の群発で，最大は前頭-中心部だが広汎性に出現する．

Hypsarrhythmia　ヒプサリズミア　特徴的な発作間欠期脳波パターンで，多くは点頭てんかん（West 症候群）でみられる．広汎性の 300 μV 以上の不規則な高振幅徐波と両側半球にわたる多領域性の棘波や鋭波が混じるパターン．ノンレム睡眠時に頻発し，レム睡眠ではほとんどみられない．亜型として非対称性，優位な一焦点性（広汎性の異常），減衰ないし断片化のエピソード，周期性の増加，半球間同期の保持（'変形ヒプサリズミア'と呼ばれる）．コメント：発作としてのスパスム時に以下の 1 つか 2 つ以上を認める：広汎性高振幅徐波，低ないし中等振幅の速波活動，電気的減衰，electrodecrement を参照）．

Ictal EEG pattern　発作時脳波パターン　seizure pattern，EEG を参照．

Impedance meter　抵抗計　接触抵抗を計測する器機（electrode impedance を参照）．

Inactivity, record of electrocerebral　脳の電気的無活動記録　electrocerebral inactivity を参照．

Incidence　発生頻度　全脳波記録での一過波あるいは分離された放電の頻度．0.1 秒以上は多量な（abundant），0.1 秒～1 分は頻繁な（frequent），1 分～1 時間はときに（occasional），一時間未満はまれ（rare）．コメント：律動性脳波パターンの記載法としては発生率がある．同義語：quantity（prevalence を参照）．

Independent（temporally）　（時間的に）独立　他の脳波活動に依存しないもの．同義語：asynchronous.

Index　指数　脳波サンプルの中で脳活動の占める百分率．例えば，α 指数，棘波指数，日常パターン指数．

Infraslow activity　超低周波活動　0.1 Hz 以下の周波数の脳波活動．同義語：subdelta activity.

In-phase signals　同相信号　波形間で位相差がない（同義語ではないが，common mode signal を参照）．

Input　入力　脳波増幅器に供給される信号（input terminal 1 と input terminal 2 を参照）．

Input circuit　入力回路　脳波電極と介在する組織，電極線，電極箱，入力ケーブル，電極セレクタで構成される．

Input impedance　入力インピーダンス　脳波増幅器の 2 つの入力間に存在するインピーダンス．追加仕様の入力短絡量（ピコファラド，pF で測定される）を用いたり，あるいは用いない状態でオーム（通常，メガオーム，MΩ）で測定される．コメント：電極インピーダンスと同義ではない．

Input terminal 1　入力端子 1　差動型脳波増幅器の入力端子で，他の入力端子と比較して陰性が上向きのペンの振れを生じるもの（polarity convention を参照）．同義語："grid 1"（G1），black lead（本用語は使用しない）．コメント：入力端子 1 の電極接続の略図では実線で示される．

Input terminal 2　入力端子 2　差動型脳波増幅器の入力端子で，他の入力端子と比較して陰性が下向きのペンの振れを生じるもの（polarity convention を参照）．同義語：“grid 2”（G2），white lead（本用語は使用しない）．コメント：入力端子 2 の電極接続の略図では点線ないし破線で示される．

Input voltage　入力電圧　差動型脳波増幅器の 2 つの入力端子間の電位差（differential amplifier を参照）．

Inter-electrode distance　電極間距離　一対の電極間の距離．コメント：電極対の距離は標準 10-20 法に準じる．標準 10-20 法に基づいた電極配置よりも狭い間隔で置いた電極間距離は短い，あるいは小さい電極間距離と呼ばれる．標準電極配置の電極間距離より長いもの（2 倍など）は長い，あるいは大きい電極間距離とよぶ．

Interhemispheric derivation　半球間導出　頭部の反対側に位置する電極対による記録（例えば，F3-F4）．

Intermittent photic stimulation　間欠性光刺激　被検者の眼に与える間欠性のフラッシュ刺激．脳波賦活法として使われる．同義語：photic stimulation（PS）．

Intermittent slow activity　間欠性徐波活動　入眠と関連しない間欠的な徐波活動（通常，$100\,\mu\text{V}$ 以上）．間欠性徐波活動は，50％ 以上変動し，間欠性に出現する．多形性，不規則ないし律動的なこともある（continuous slow activity を参照）．

Intracerebral depth electroencephalogram　脳内深部脳波　depth electroencephalogram を参照．

Intracerebral electrode　脳内電極　脳の表面ないし実質内からの脳波を記録するための種々の伝導デバイス．皮質上／硬膜下，硬膜外，卵円孔，定位的に植え込まれた脳深部電極．同義語：depth electrode.

Irregular　不規則　周期が一定せず，不均一な外形や形態をもつ脳波波形や脳波複合に使われる．

Isoelectric　等電位の　(1) 等電位の電極対から得られる記録（equipotential を参照）．(2) 大脳電気的無活動の記録の記載には用いない（electrocerebral inactivity を参照）．

Isolated　孤立性　単独で出現すること．

Isopotential　等電位の　同義語：equipotential を参照．

K complex　K 複合　正常脳波型．背景活動から区別される高振幅の陰性徐波とそれに続くより小さな陽性徐波で，0.5 秒以上持続し，睡眠紡錘波を伴うことが多い．振幅は前頭 - 中心部導出で大きい（vertex sharp transient, vertex sharp wave を参照）．

Lambda wave　λ（ラムダ）波　正常脳波型．二相性の一過性鋭波で，覚醒して視覚探索しているときに後頭領域に生じる．主成分は陽性で，時間的には急速眼球運動に一致して出現する．振幅はさまざまだが，一般には $50\,\mu\text{V}$ 以下．ギリシャ文字の λ（ギリシャ語大文字の λ に形状は似ていないことに注意）．

Laplacian montage　ラプラシアンモンタージュ　二次空間微分の数学的変換から求められるモンタージュで，ラプラシアン電流源は，その電位近傍の全電極の平均を基準として近似される．局所的な異常を同定するために用いられる（common average reference を参照）．

Lateralized　一側性　頭部（ないし身体）の右側または左側に独立して出現すること（unilateral を参照）．

Lateralized periodic discharges（LPDs）　一側性周期性放電　LPDs は一側性の棘波，鋭波，多形性鋭徐波で，100～300 ms 持続する表面陰性の放電である．準周期性であり，その間隔は最大 3 c/s である．臨床的けいれんあるいは電気的けいれんの頻度は高く，50～100％ に伴う．しかし，真のてんかん原性か否かは異論がある．対側の運動症状が LPDs に時間的に同期していれば，けいれんパターンである．多くの LPDs は一時的な現象で，急性局所性破壊性病変（例えば，脳梗塞，脳腫瘍，脳血管障害）や亜急性／慢性病理（例えば，てんかんや血管障害）でよくみられる．同義語：periodic lateralised epileptiform discharges（本用語は使用しない）（discharge, periodic discharges を参照）．

Lead　導線　狭義：脳波計に電極を連結する電線．広義：電極と同義でその電線とコネクター．

Light sleep　軽睡眠　ノンレム睡眠の N1 と N2 で，サイン波的眼球運動，低振幅の混合周波数の脳波活動，頭蓋頂鋭一過波，K 複合や紡錘波で特徴づけられる（deep sleep を参照）．

Linkage　連結　一対の電極を差動型増幅器の 2 つの入力端子にそれぞれ接続すること（derivation を参照）．

Longitudinal bipolar montage　縦双極モンタージュ　縦方向，通常，前 - 後方向に沿った電極対の導出からなるモンタージュ（例えば，Fp1-F3, F3-C3, C3-P3, P3-O1 など）．同義語：“double-banana” montage.

Low frequency filter（high pass filter）　低周波フィルタ（高域通過フィルタ）　比較的低い周波数に対して脳波チャネルの感度を減少させる回路．低周波フィルタの各々の設定で，フィルタで影響を受けない周波数，つまりそのチャネルの中央周波数帯域に比較して出力のペンの振れの減少率で表される．コメント：現在，低周波フィルタの設計と意義は製造業者間で標準化されていない．例えば，ある機器では1 Hz に設定された低周波フィルタは，10 Hz における感度と比較して1 Hz の感度が30％（3 dB）あるいはある設定された百分率に対して減少することを指す．

Low frequency response　低周波応答　比較的低い周波数に対する脳波チャネルの感度．増幅器の低周波応答と用いた低周波フィルタ（時定数）により決まる．そのチャネルの中央の周波数帯域で，他の周波数と比較してある特定の周波数における出力のペンの振れの減少率で示される（low frequency filter，time constant を参照）．

Low pass filter　低域通過フィルタ　同義語：high frequency filter.

Low voltage EEG　低電位脳波　正常亜型．覚醒記録で，頭部全域で20 μV 以上の活動を認めない．適切な機器の感度設定であれば，β波とθ波からなり，わずかにδ波を混じ，α活動は後頭領域に認めることも，認めないこともある．コメント：(1) 低電圧脳波はある種の生理的刺激，睡眠，薬物，病的過程で変化する．(2) 大脳電気的無活動や抑制・低振幅速波活動とは明確に区別されなければならない（electrocerebral inactivity, suppression と low voltage fast activity を参照）．

Low voltage fast activity　低電位速波活動　β律動と同じかそれ以上の速波活動で，てんかん発作放電開始時，特に脳内深部電極で記録される速波で，しばしば漸増する低振幅の脳波活動．

Magnetoencephalography（MEG）　脳磁図　大脳皮質ニューロンから生じる磁場活動の記録．

Map, voltage　電位マップ　陰性頂点と陽性頂点の電位勾配の等電位線を色で図示したもの．電位の最大振幅を100％とし，電位の増減は任意の段階で示される．例：最大振幅の10％．通常，青色は陰性，赤色は陽性を象徴する．電位マップの視察的分析により，電流源の位置と方向が推定できる．コメント：共通平均基準電極（頭皮上の全電極と側頭部下部の電極群を含む）を用いて電位マップを作成することを推奨する（Quantitative EEG を参照）．同義語：diagram of equipotential lines, isopotential map もしくは amplitude map.

Mismatch negativity（MMN）　ミスマッチ陰性電位　高頻度（標準）刺激（例：トーンや音声刺激）とは異なる物理的な偏奇的音刺激に対する自動的な（注意とは無関係）事象関連電位である．MMN は表面陰性電位で，前頭-中心部に最大電位を示し，その立ち上がり潜時は，130 ms 位で，250〜300 ms 続く（event-related potential を参照）．

Monorhythmic delta activity　単律動性δ活動　未熟児の正常脳波型（PMA24〜34 週）．後頭部優位（後頭部，側頭部，中心部）に出現するかなり常同的なδ活動（最大で200μV）．

Montage　モンタージュ　脳波記録において探査電極と基準電極で定義される多数のチャネルを表示するための組み合わせ（例えば，bipolar montage と referential montages を参照）．

Morphology　形態　脳波波形の形態（つまり，形と物理的特性）．

Motor evoked potential（MEP）　運動誘発電位　露出された運動野を直接刺激，あるいは磁気ないし電気で経頭蓋的に運動野を刺激後に筋肉から得られた誘発反応．

Mu rhythm　ミュー律動　7〜11 Hz の律動．覚醒時に中心部あるいは中心-頭頂部から記録されるアーチ状の波形　振幅は変動するが，50 μV 以下である．対側の動き，運動想起，運動準備あるいは触覚刺激により消失ないし抑制される．ギリシャ文字のμ．同義語：rhythm rolandique en arceau, comb rhythm（本用語は使用しない）．

Multifocal　多焦点性　空間的に分離した3つ以上の独立した焦点（focal を参照）．

Multiple spike-and-slow-wave complex　多棘徐波複合　本用語は使用しない．2つまたはそれ以上の棘波に1つ以上の徐波を伴うてんかん性波形（epileptiform pattern を参照）．同義語：polyspike-and-slow-wave complex（こちらを推奨する）．

Multiple spike complex　多棘波複合　本用語は使用しない．2つ以上の棘波の連続．同義語：polyspike complex（こちらを推奨する）．

Multiregional　多領域性　3葉以上の焦点（regional を参照）．

Nasopharyngeal electrode　鼻咽頭電極　鼻を通して挿入し，先端が蝶形骨の体部近傍に位置するように鼻咽頭壁においた電極（basal electrode を参照）．

Needle electrode　針電極　頭皮の皮下層に挿入された小さい針．

Noise, EEG channel　脳波チャネルの雑音　高感度を使用したときに入力信号がない状態であるにもかかわらず，記録される脳波の小さな変動性出力．入力に対しマイクロボルト（μV）で測定される．

Non-cephalic reference　頭部外基準　頭部外の身体におかれた基準電極（例えば sternospinal reference）．

Non-REM sleep（NREM）　ノンレム睡眠　レム睡眠を除くすべての睡眠段階を総括する用語（REM sleep を参照）．

Notch filter　ノッチフィルタ　極めて狭い周波数帯域を選択的に減衰させるフィルタで，これにより脳波チャネルの周波数応答曲線に鋭い切れ込みを生じさせる．例えば，ICU での記録など，極めて技術的条件が不良な状況下では，電気的雑音の干渉を減衰させるために使用される（国によって周波数は異なり，50 Hz か 60 Hz である）．

Nyquist theorem　ナイキスト定理　脳波信号の正確なデジタル表示に必要とする標本化周波数は，最大周波数の少なくとも 2 倍必要であるということ．つまり，30 Hz の周波数成分を標本化するためには，少なくとも標本化周波数は 60 Hz でなければならない．コメント：ナイキスト周波数の 2 倍での標本化は，含まれる周波数成分のみ正確にゆがみなく表現できる．認容できる波形表示には，少なくとも最大周波数の 5 倍は必要である．

Occipital intermittent rhythmic delta activity（OIRDA）　後頭部間欠性律動性δ活動　頭皮上の片側あるいは両側後頭部に出現する極めて規則的な，あるいはほぼサイン波様の 2〜3 Hz の群発．多くは開眼によって消失ないし抑制される．成人より小児でみられる異常脳波パターンで，しばしば素因性全般性てんかんに伴うことがある．

Ohmmeter　オーム計　抵抗測定に用いる機器（electrode resistance を参照）．

Ordinate period　標本間隔　デジタル脳波で 2 つの連続するポイントの時間間隔で，ミリ秒（ms）で表示される（bin width を参照）．

Organization　組織化　後頭部優位律動（PDR）が神経疾患，精神疾患，その他の脳機能異常を伴うような疾患の既往歴や家族歴をもたない同年齢の理想的脳波に一致する程度．コメント：PDR の組織化は生下時から成人まで発達する．

Out-of-phase signals　逆相信号　反対の位相をもつ 2 つの波．（同義語ではないが，differential signal と phase reversal を参照）．

Output voltage　出力電圧　脳波チャネルの描出期の電圧．

Overbreathing　過呼吸　同義語：hyperventilation．

Overload　過大負荷　脳波増幅器の入力端子に設定以上の大きい電圧が加わることによって生じる状態．負荷の程度によって脳波波形のクリッピングや増幅器のブロッキングが生じる（clipping, blocking を参照）．

P3 or P300　低確率で出現する標的刺激と高確率で出現する非標的刺激（ないし標準刺激）を用いるオドボール課題で，記録される事象関連電位．P3 は表面陽性で立ち上がり潜時が 250〜500 ms，最大電位は中心-頭頂部にあり，P3a と P3b 成分からなる．同義語：後期陽性成分（event-related potential を参照）．

Pad electrode　パッド電極　綿，フェルト，ガーゼなどで被われた金属電極で，頭部キャップや頭部装着帯で定位置に固定される．

Paper speed　紙送り速度　アナログ脳波計の脳波記録紙の動く速度．cm/s あるいは mm/s で表される．同義語：time base（digital EEG において）．

Paroxysm　突発波　突然始まり，急速に最大となり，突然終わる，背景活動から区別される波形．コメント：通常は，てんかん性波形や発作波形に用いられる（epileptiform pattern と seizure pattern を参照）．

Paroxysmal fast　突発性速波　β帯域ないしそれ以上の速波が連なって出現するもの（paroxysm, low voltage fast activity を参照）．

Pattern　パターン　ある一定区間での特徴的な規則的ないし反復性の脳波活動（regular と rhythmic を参照）．

Peak　頂点　波の最大振幅の点．

Period 周期 ほぼ規則的に繰り返す一連の脳波波形あるいは脳波複合. コメント：ある律動の周波数の逆数（例えば，棘徐波複合の周期が 3 c/s ならその持続は 1/3 の 0.333 秒）.

Periodic 周期性 以下に適用する：(1) ほぼ規則的に繰り返す一連の脳波波形あるいは脳波複合，(2) 1～数秒間隔でほぼ規則的に出現する間欠性の脳波波形ないし脳波複合（periodic discharges を参照）.

Periodic discharges（PDs） 周期性放電 鋭波や棘波などの鋭い一過性の波が周期的あるいはほぼ周期的に繰り返し，領域性のことも片側性のこともあり，両側性に独立して出現することもある. コメント：PDs は全般性（GPDs），一側性（LPDs），両側独立性（BIPDs）を指す. これらの新しい用語の古い物は，GPEDs（=GPDs），PLEDs（=LPDs），BIPLEDs（=BIPDs）である. 周期性パターンは臨床的なてんかん発作を伴ったり，伴わなかったりするので，解釈的な "てんかん性" という言葉の使用は，避けるべきである[5].

Periodic lateralized epileptiform discharges（PLEDs） 周期性一側性てんかん型放電 使用しない. lateralized periodic discharges（こちらを推奨する）を参照.

Phase 位相 (1) 2 つの導出部位でのある波形の時間または極性の関係. (2) ある波形の起始部からの時間や角度の関係. 多くは度またはラジアンで表示.

Phase reversal 位相逆転 2 つ以上の双極導出から同時記録された波形が反対方向へ向く現象. 1 個の発生源を想定すると，位相逆転は差動増幅器の入力端子 2 と別の差動増幅器の入力端子 1 に同じ信号が適用されることによる. コメント：連結された 2 つ以上の双極導出で，位相逆転はその部ないし近傍で電位分布が最大あるいは最小であることを示す. 基準電極導出による電位マッピングでみられる位相逆転は，脳溝壁に逆の極性をもつダイポールの電流源が存在し，それが水平方向を向くことによる（bipolar montage referential montages, dipole, input terminal を参照）.

Photic driving 光駆動 およそ 1～30 Hz の反復性の光刺激によって後頭部に誘発される律動的活動で生理的反応である. コメント：(1) 刺激に時間的に同期している活動や同じ周波数ないしその調和成分に限定して使うこと. (2) 光駆動は単発の光刺激や低頻度（5 Hz 以下）で惹起される視覚誘発電位とは区別されなければならない（photic stimulation を参照）.

Photic evoked potential（PEP） 光誘発電位 光刺激に対して後頭部に誘発される誘発反応. 同義語：Flash EP.

Photic stimulation 光刺激 被検者の眼瞼上に間欠的に光を照射することで，通常 1～60 Hz である. 脳賦活法に用いる. 同義語：intermittent photic stimulation（IPS）.

Photic stimulator 光刺激装置 間欠的にフラッシュ刺激を照射する装置.

Photomyogenic response 光筋原反応 間欠的光刺激に対する反応で，頭部前方部に出現する短い反復性の筋原性のアーチファクト. 光刺激が持続すると振幅が漸増し，刺激が終了するとすぐに消失する. コメント：(1) しばしば眼瞼のふるえや縦方向の眼球振動を伴い，ときに顔面や頭部の不規則な筋れん縮を伴う，(2) 脳波の質を落とす生理的なアーチファクト.

Photoparoxysmal response（PPR） 光突発反応 間欠的光刺激に対する異常反応で，棘徐波および多棘徐波からなる. 4 つの表現型に分類される. 光刺激に時間的に同期した局所性後頭部棘波（type 1 PPR）から光刺激終了後も数秒間持続するてんかん性放電（type 4 PPR）である. コメント：より全般的に出現する棘徐波のみ（type 3 and 4 PPRs）がてんかんと強い関連をもつ.

Polarity convention 極性の慣習 差動型増幅器の入力端子 2 に対して入力端子 1 の出力を上向きのペンの振れが陰性とするようにした国際的合意. 例えば，C3-Cz（入力端子 1 - 入力端子 2）の双極導出において，'上向きの振れ' は C3 が Cz に対してより陰性であることを意味するが，'下向きの振れ' なら，Cz が C3 に対してより陰性であることを意味する. コメント：この慣習は，他の生物学的分野や非生物学的分野における慣習とは逆である（input terminal 1 と input terminal 2 を参照）.

Polarity, EEG wave 脳波波形の極性 ある時間の 1 つの電極と他の電極（基準電極導出の探査電極と基準電極あるいは双極導出における 2 つの探査電極）の陽性ないし陰性の電位差の符号化（polarity convention を参照）.

Polygraphic recording ポリグラフ記録　脳波, 呼吸, 心電図, 筋電図, 眼球運動 electrooculogram (EOG), 酸素飽和度や足の動きなどの多数の生理学的パラメータを同時にモニターすること. コメント：このいくつかはルーチン脳波の一部であるが, 睡眠ポリグラフ検査として推奨されている（polysomnography を参照）.

Polymorphic activity 多形性活動　周波数や振幅も変動する不規則かつ多彩な形態を示す脳波波形. 同義語：irregular.

Polyphasic wave 多相性波形　基線を挟んで2つ以上の位相をもつ成分で構成される波（例えば, 三相波）.

Polysomnography（PSG） 睡眠ポリグラフ　ビデオ記録下にて, 脳波, 眼球運動, 筋電図（オトガイ筋と下肢）, 気流パラメータ, 酸素飽和度を含む睡眠のポリグラフ検査. 睡眠障害の診断に使われる検査. 同義語：sleep studies.

Polyspike-and-slow-wave complex 多棘徐波複合　てんかん性パターンで2つ以上の棘波に1つ以上の徐波から構成される（epileptiform pattern を参照）. 同義語：multiple spike and slow- wave complex（本用語は使用しない）.

Polyspike complex 多棘波複合　2つ以上の棘波の連なり. コメント：てんかん原性かそうでない場合もある（例えば, generalized paroxysmal fast activity と wicket spikes を参照）. 同義語：multiple spike complex（本用語は使用しない）.

Positive occipital sharp transient of sleep（POSTS） 睡眠時後頭部陽性鋭一過波　正常亜型. 後頭領域に最大で, 他の領域に比べて陽性の鋭一過波で, 睡眠時に自発性に出現する. 単発ないし反復して出現する. 振幅は変動するが, 一般に50μV以下である.

Positive rolandic sharp waves（PRSW） 陽性ローランド鋭波　異常な一過波で, 新生児にみられる. 表面陽性の持続は0.5秒以下の幅広い鋭波で, 中心部（C3/C4/Cz）に出現. 未熟児の白質障害に伴う. 同義語：positive sharp wave transients.

Posterior basic rhythm（PBR） 後頭部基礎律動　同義語：posterior dominant rhythm.

Posterior dominant rhythm（PDR） 後頭部優位律動　覚醒閉眼時に後頭部あるいは頭頂領域に優位に出現する律動性活動. コメント：健常人では通常, α帯域である. 同義語：posterior basic rhythm.

Posterior slow waves of youth 若年者後頭部徐波　正常亜型. 若年者（4〜25歳）でみられる後頭部優位律動に混じる孤発性の徐波. slow-fused transient を参照.

Potential 電位　(1) 狭義：電圧. (2) 広義：神経系から生じる電気活動（波形）の同義語.

Potential field 電場　ある瞬間に測定された頭部や大脳皮質表面あるいは脳深部における陰性や陽性電位の分布. 陰性や陽性は色で符号化された等電位線で図示される（power spectrum を参照）.

Power spectrum パワースペクトル　周波数特異的なパワー（振幅の2乗）の分布を表示したもので, 波形の周波数を横軸に, スペクトラムを縦軸にプロットする（frequency spectrum, quantitative EEG を参照）.

Premature temporal theta 未熟な側頭部θ波　未熟児の正常脳波パターン（PMA24〜34週で, 29〜31週で最も高頻度）. 側頭部に4〜7 c/s（25〜125μV）の律動性鋭波の群発が一過性に出現する. 典型的には, 両側性だが, しばしば非同期的である. 同義語：rhythmic temporal theta, temporal sawtooth waves.

Prevalence 出現率　ある特異的な脳波パターンが記録ないしあるエポックにおける脳波記録に占める割合. 例えば, 90%以上は持続性, 50〜89%は多量, 10〜49%は頻回, 1〜9%はときに, 1%以下はまれ. コメント：一過波や孤発性放電の等価的な表現には頻度や量がある.（incidence, quantity を参照）.

Propagation 伝搬　電気的活動がある脳領域から他の領域に伝わる際の能動的な神経活動過程. 例えば, 焦点から対側の相同脳部位へ伝わり, それが両側同期性放電をもたらすことは, 二次性両側性同期あるいは二次性全般化とよばれる（secondary bilateral synchrony, volume conduction を参照）.

Psychomotor variant 精神運動発作異型　本用語は使用しない. 同義語：rhythmic temporal theta burst of drowsiness.

Quantitative EEG（qEEG） 定量的脳波　フーリエ変換による周波数特異的パワーなどのデジタル脳波データの処理と解析で, 種々の形式で表示される. 波形の位相やコヒーレンスなどの変数が統計学的に比較できる. 臨床的にはICUで脳機能のトレンドや治療介入後の評価に最もよく使われる（map voltage, power spectrum, continuous EEG を参照）.

Quantity　量　一過波や波形の数に関連した脳波活動の量. 例えば, 発作間欠期てんかん性放電が1/10秒以上は多量, 1/10秒～1分以下は頻回, 1分～1時間以下はときに, 1時間以上はまれ. 同義語：incidence（prevalenceも参照）.

Quasiperiodic　準周期性　広義：反復周波数が規則的ではなくランダムな間隔で出現する脳波波形や脳波複合に対して使う. 狭義：定量的コンピュータ解析により1周期の長さ（つまり, ピリオド）が25～50%変動するもので, 大半は1サイクルが50%以下である[5].（同義語：pseudoperiodic）.

Quiet sleep　静睡眠　閉眼し, 急速眼球運動や体動がなく, ときにミオクローヌスや吸乳運動のある正常睡眠パターン. 脳波は, 満期産児や早産児では交代性脳波（tracé alternant）, 未熟児では, 非連続性パターン（tracé discontinue）である. 群発間隔はPMAに依存する（active sleep, tracé alternant, tracé discontinueを参照）.

Reactivity　反応性　知覚刺激（視覚, 聴覚あるいは痛み）により生じる明瞭かつ再現性のある脳波パターン. 刺激後, 活動の減衰を含む周波数, 形態や振幅の変化が起こる. コメント：反応性は筋活動, 瞬目アーチファクトや心拍数では定性化されない. 一般的には, 昏睡患者における脳波の反応性は予後良好であることを指す.

Record　記録　脳波記録の最終産物. 同義語：recording, tracing.

Recording　記録法　(1) 脳波記録を得る方法. 同義語：tracing. (2) デジタル記録媒体に保存された脳波記録の最終産物. 同義語：record, tracing.

Record of electrocerebral inactivity　大脳電気的無活動の記録　electrocerebral inactivityを参照.

Reference electrode　基準電極　(1) 一般的：電位変化を測定する電極の対をなすもの. (2) 特異的：歴史的に基準電極は脳波増幅器の入力端子2に接続され, 探査電極（同じ増幅器の入力端子1に連結された）による同一の脳波活動を記録する可能性を最小限に抑えるように配置される. コメント：(1) 基準電極の位置がどこであっても, 脳電位により影響を受ける可能性を考慮しなければならない. (2) すべての脳波増幅器の入力端子2に連結された基準電極は共通基準電極とされる（exploring electrodeを参照）.

Referential derivation　基準電極導出　歴史的には, 脳波増幅器の入力端子1に接続した探査電極と入力端子2に接続した基準電極対からの記録（exploring electrodeとreference electrode, input terminal 1とinput terminal 2, referential montageを参照）.

Referential montage　基準電極モンタージュ　基準電極導出からなるモンタージュ. コメント：多数の導出において共通する基準電極を使う場合は, 共通基準電極モンタージュと呼ばれる（referential derivationを参照）.

Reformatting　再フォーマット　デジタル脳波を異なるモンタージュに変換すること. この際, 生の脳波信号が共通基準電極として記録されている必要がある. 増幅器の入力端子1に連結されている電極のみがモンタージュ変更可能である.

Regional　領域性　脳波上のある葉領域（前頭葉, 側頭葉, 頭頂葉, 後頭葉）に限定される脳波活動（focal, multiregionalを参照）.

Regular　規則的　ほぼ一定の周期と形態の脳波波形や脳波複合に用いる. 同義語：rhythmic, monomorphic（本用語は使用しない）.

REM　レム　レム睡眠でみられる急速眼球運動 repid eye movement. 共同して動き, 不規則で, 最初の振れは0.5秒以下だが, 急速にピークとなる眼球運動（REM sleepを参照）. コメント：覚醒時に視覚性走査でみられる衝動性眼球運動と混同しない.

REM atonia　レム期筋抑制　レム睡眠でみられる正常な持続的な筋活動の抑制.

REM sleep　レム睡眠　低振幅でさまざまな周波数が混じる脳波活動で, 主に水平方向の急速眼球運動の群発（REM）と体軸の持続性筋活動の抑制を特徴とする睡眠段階である. 夢を見ている相性の筋活動, 鋸歯状波や呼吸変化を伴うことがある（active sleep, Non-REM sleepを参照）.

Resistance-capacitance（RC）coupled amplifier　抵抗容量連結型増幅器　連続する段階が容量と抵抗からなる回路に連結されている増幅器（direct coupled amplifierも参照）.

Resolution　分解能　AD 変換器の分解能は 2 進法の数値列またはビットで表される．例えば，最大有効振幅範囲が ± 1,023 μV（全体で 2,046 μV）のとき，12 ビットの解像度で変換すると 0.5 μV 毎にデジタル信号化される．

Rhythm　律動　ほぼ一定周期の波からなる脳波活動．

Rhythmic　律動性　ほぼ一定周期で均一な波からなる脳波波形に用いる．同義語：regular，monomorphic（本用語は使用しない）．

Rhythmic temporal theta　律動性側頭部 θ　未熟児の正常脳波パターン（PMA24〜34 週で，29〜32 週でよくみられる）．側頭部に 4.5〜6 c/s の短い律動性 θ 波の群発が出現する．典型的には，両側性だが，しばしば非同期的である．同義語：premature temporal theta，temporal sawtooth waves．

Rhythmic temporal theta burst of drowsiness　入眠期律動性側頭部 θ 群発　正常亜型．入眠期に出現し，速波が重畳するノッチ状の 4-7 c/s の特徴的な θ 波の群発で，側頭部に両側性ないし独立性に出現する．同義語：rhythmic midtemporal discharge，psychomotor variant pattern（本用語は使用しない）．

Rhythm of alpha frequency　α 周波数律動　(1) 一般的：あらゆる α 帯域の律動．(2) 特異的：α 律動とは異なる分布や反応性をもつ特別な名称（mu 律動や α 昏睡）をもたない α 帯域を指す用語（alpha rhythm を参照）．

Ripples　リップル　高周波振動（HFOs）の一部で，通常，80〜250 Hz の帯域（high frequency oscillations を参照）．

Rolandic spikes　ローランド棘波　中心 - 側頭部に棘波をもつ小児てんかんでみられる一側もしくは両側性の中心 - 側頭部にみられる三相性鋭波．しばしば中心 - 側頭 / 頭頂で陰性，前頭領域で陽性の接線（水平）方向のダイポールを形成する．睡眠時に増強し，シリーズを形成する．同義語：centro-temporal spikes or discharges（benign epileptiform discharges of childhood を参照，ただし本用語は使用しない）．

Sampling rate　標本化周波数　デジタル脳波で標本化する周波数（Hz）．標本化周波数は 250〜500 Hz が一般的である．頭蓋内深部電極では例えば，1,000〜2,000 Hz の高い標本化が適切である（analog-to-digital conversion，Nyquist theorem を参照）．

Sawtooth（saw-tooth）waves　鋸歯状波　律動性で 4-7 c/s の短い波の連なりで，しばしば高振幅（最大で 125 μV）である（premature temporal theta を参照）．

Scalp electrode　頭皮上電極　頭皮に装着した電極または刺入した針電極．

Scalp electroencephalogram　頭皮上脳波　頭表に置いた電極から測定される脳の電気的活動記録．深部脳波のような他の脳波記録と区別するためだけに用いる．その他の場合には単に electroencephalogram（EEG）というべきである．

Scalp electroencephalography　頭皮上脳波検査　頭皮上脳波の記録手技．単に electroencephalography（EEG）というべきである．

Secondary bilateral synchrony　二次性両側性同期化　焦点性ないし領域性に起始したてんかん性放電が拡延して全般化すること．同義語：secondary generalization．

Seizure pattern, EEG　脳波の発作パターン　2 c/s 以上の反復性のてんかん性放電が，少なくとも数秒（通常，10 秒以上）持続する現象で，準律動性で時空間分布の拡延（つまり，周波数，振幅，形態，位置が次第に変化）がある．他の 2 つの短い（10 秒以下）脳波発作パターンは電気的減衰と低振幅速波パターンで，臨床的に明らかなてんかん性パターンである．頻回な間欠性てんかん性放電は通常臨床の発作を伴わず，脳波発作パターンと区別されなければならない．コメント：臨床的に発作症状を伴わない脳波の発作パターンは，脳波学的ないし潜在性発作とよばれる（electrodecrement と low voltage fast activity を参照）．同義語：ictal EEG pattern．

Sensitivity　感度　脳波チャネルの入力電圧と出力の比率．μV/mm で表す．

例

$$感度 = \frac{入力振幅}{出力波形の振れ} = \frac{50\ \mu V}{10\ mm} = 5\ \mu V/mm$$

Sharp wave　鋭波　振幅は変動するが，背景活動から明瞭に区別されるてんかん性一過波．通常の時間軸では，頂点が尖っており，その持続は 70～200 ms で，通常は上行相が下行相より急峻である．主成分は，他の領域に比べて陰性であり，同じ極性の徐波を伴う．コメント：(1) てんかん性放電に限定して使われるべきである．以下のものには使わない：(a) 頭蓋頂鋭一過波，ラムダ波や POSTS などの明らかな生理的な事象，(b) 背景活動から区別しにくい鋭一過波（徐波が伴わなかったり，伴ったりするもの，例えば，6 Hz 棘徐波複合）．(2) 鋭波は同様の特徴をもつが持続が短い棘波から区別されなければならない．しかし，この区別はあくまでも便宜的であり，記載するためだけのものである．

Sharp-and-slow-wave complex　鋭徐波複合　鋭波とそれに続く徐波からなるてんかん性パターンで，背景活動から明瞭に区別される．単発性のこともあれば多発性のこともある（sharp wave を参照）．

Simultaneous　同時性　時間的に同時に起こる．同義語：synchronous.

Sine wave　サイン波　サイン曲線のような形状の波形で，周期的な反復性の振動を表現する．

Sinusoidal　サイン波様　サイン波形に似た脳波波形に用いる（sine wave を参照）．

Six Hz spike-and-slow-wave　6 Hz 棘徐波複合　4～7 c/s の棘徐波複合だが，多くは 6 Hz の短い群発で，両側同期的に出現する．対称性ないし非対称性で，限局性もしくは前部ないし後部で振幅が大きい．振幅は変動するが，それよりも遅い周波数で反復する棘徐波複合よりも小さい．コメント：低振幅のとき，入眠期で後頭部にあるとき，この偽性てんかん性パターンはてんかん性放電と区別されなければならない．同義語：phantom spike-and-wave（本用語は使用しない）．

Sleep onset REM（SOREM）　睡眠開始時レム　入眠後 15 分以内に出現するレム睡眠で，典型的にはナルコレプシーに伴う（しかし，睡眠時無呼吸患者や健常被検者でもみられることがある）（REM を参照）．

Sleep spindle　睡眠紡錘波　正常波形．睡眠中に出現する 11～16 Hz（多くは 12～14 Hz）の持続が 0.5 秒以上の一連の波．頭部中心部で振幅が高く，睡眠中に出現する．振幅は変動するが，中心部の導出で最大である．

Sleep stages　睡眠段階　脳波と少なくとも眼球運動と随意筋活動を含むポリグラフ記録で明瞭に区分される睡眠相．コメント：種々のシステムによる分類がある（文献 6, 7 を参照）．これらは Dement ら[8]，Rechtschaffen & Kales[9]の枠組みに基づいている）．

Slow activity　徐波活動　α律動よりも遅い周波数，すなわち，θ や δ 帯域からなる波．

Slow alpha variant rhythms　徐 α 異型　正常亜型．多くは 4～5 Hz の律動で後頭領域で記録される．後頭部優位律動と同様の反応性を示す（つまり，注意，特に開眼や精神活動で消失ないし抑制される）．他の代替用語として，交互に使われるのは調和成分の α 波．ノッチ状の形態で異常とは考えられていない．振幅は変動するが，しばしば 50 μV 程度である．コメント：徐 α 異型は，小児や思春期，ときに若年成人にみられる若年者後頭部徐波と区別されるべきである．（posterior dominant rhythm, posterior slow waves of youth を参照）．

Slow-fused transient　徐波融合一過波　正常亜型．若年者後頭部徐波に先行する尖った形状の正常な後頭部優位律動で，棘徐波と誤った印象を与える．

Slow wave　徐波　α波より持続が長い，すなわち，1/8 秒（125 ms）以上の波．

Slow wave sleep　徐波睡眠　ノンレム睡眠の N3 段階．同義語：deep sleep.（deep sleep, REM sleep を参照）．

Small sharp spikes（SSS）　小鋭棘波　正常亜型．小鋭棘波は入眠期や軽睡眠期に側頭部にみられ，持続が短く（50 ms 以下）低振幅（50 μV 以下）で，しばしば小さな θ 波が後続する．同義語：benign epileptiform transients of sleep（本用語は使用しない）．

Somatosensory evoked potential（SEP）　体性感覚誘発電位　体性感覚刺激に対して反応する誘発電位で，通常，感覚神経ないし混合神経を電気刺激する（evoked potential を参照）．

Special electrode　特殊電極　標準 10-20 法で配置された電極以外のいかなる電極をも指す（例えば，surface sphenoidal or anterior "cheek" electrode, closely spaced electrodes である．ten-ten system を参照）．

Sphenoidal electrode　蝶形骨電極　厳密には，顔面の頬骨弓の下から軟部組織を通して挿入し，その先端を頭蓋底の卵円孔領域に留置し，内側側頭構造から記録する針金電極あるいは針金電極（basal electrode を参照）．

Spike　棘波　背景活動から明瞭に区別され，通常の時間軸や紙送り速度では頂点が尖っており，持続は20〜70 msである．振幅は変動するが50 μV以上である．主成分は他の領域に比べて陰性である．コメント：(1) てんかん性放電に限って用いるべきである．脳波棘波は，持続が長く棘波と同じ性状をもつ鋭波と区別されるべきである．しかしながら，この区別は便宜的であり，記載目的である．(2) 脳波棘波は微小電極から記録される1個の神経細胞の短いユニット電位と区別されるべきである．(sharp wave を参照)．

Spike-and-slow-wave complex　棘徐波複合　背景活動から明瞭に区別されるてんかん性パターンで，棘波とそれに続く徐波よりなる波形．単発性もしくは多発性のことがある．

Spindle　紡錘波　振幅が漸増し漸減する律動波の一群 (sleep spindle を参照)．

Spread　拡延　頭皮あるいは脳のある領域から他の領域へ脳波活動が伝搬すること．(generalization, propagation を参照)．

Standard electrode　標準電極　通常の頭皮電極 (disk electrode, needle electrode, pad electrode, special electrode を参照)．

Standard electrode placement　標準電極配置　10-20法による頭皮上電極の配置 (ten-twenty system を参照)．

Status epilepticus, EEG　脳波上のてんかん重積状態　脳波に発作活動が連続して，あるいは繰り返し生じること．臨床的なてんかん重積と脳波上のてんかん重積は共存するが，臨床的なてんかん重積とは区別すべきである (seizure pattern を参照)．同義語：electrographic status epilepticus.

Stereotactic (stereotaxic) electroencephalogram (SEEG)　定位脳波　定位脳アトラスあるいは MRI による3次元画像で電極の座標が計算された定位計測に基づいて埋め込んだ電極による頭蓋内脳波記録．SDEEG(stereotactic depth electroencephalogram)という略語も使われる．同義語：stereoelectroencephalography.

Stereotactic (stereotaxic) electroencephalography (SEEG)　定位脳波検査　定位脳波の記録技術．同義語：stereoelectroencephalogram.

Sternospinal reference　胸骨脊椎基準　右胸鎖関節上と第7頸椎棘突起上に置かれた2つの電極を連結した頭部外基準電極で，心電図のアーチファクトを軽減するために，電位計を用いてこれらの電位差を平衡させる．

Stimulus-induced rhythmic, periodic or ictal discharges (SIRPIDs)　刺激誘発性の律動性，周期性あるいは発作放電　昏睡患者において律動性，周期性あるいは発作放電が，以下の覚醒刺激：聴覚や疼痛性（気道吸引）ないし他の患者ケア活動などを含む他の感覚刺激，により常に誘発される鋭一過波．SIRPIDs は領域性ないし片側性，両側性，全般性で持続は変動する．その病態生理と臨床的意義は不明であるが，ときに臨床的てんかん発作を伴うことがある．

Subclinical rhythmic discharges of adults (SREDA)　成人潜在性律動性脳波発射　この発作パターンは通常成人（典型的には50歳以上）でみられ，しばしばθ帯域の波が優位のさまざまな周波数の波からなり，40〜80秒続く．てんかん性放電に似るが，臨床症候を伴わない．このパターンの意義は不明であるが，てんかん性脳波パターンとは区別されるべきである．

Subdural electrode　硬膜下電極　治療抵抗性の焦点てんかんの術前評価としての脳波記録のために硬膜下に挿入された格子状電極．同義語：epicortical electrode（本用語は使用しない）．

Suppression　抑制　全体として基準電極導出で10 μV以下の脳波記録 (burst suppression pattern を参照)．

Symmetry　対称　頭部の対側相同部位で振幅，周波数，脳波活動波形がほぼ同等であること．

Synchrony　同期　頭部の同側ないし対側部位のある領域に脳波波形が同時に出現すること．コメント：同時という用語は，標準のコンピュータディスプレイ上で測定される時間遅れが多分ないということだけを意味する．いくつかの電極はとても近接しており（例えば，Fp1-Fp2 や 01-02），容積伝導が他側の信号に影響を及ぼすので，これらの電極で同期を評価するのは適切ではない (volume conduction を参照)．

Temporal intermittent rhythmic delta activity（TIRDA）　側頭部間欠性律動性δ活動
間欠性律動性δ活動（1〜3.5 Hz）の一連の短い波形で，しばしば鋸歯状で，前側頭部優位に記録される脳波パターン．TIRDA は入眠期や軽睡眠期でみられ，片側性，両側性，独立性である．側頭葉てんかんと関連があり，とくに片側性の場合は診断的意義が高い．

Temporal slow activity of the elderly　高齢者の側頭部徐波活動　異常とは考えられていない臨床的意義不明のパターン．片側性（大半は左側）ないし両側性で，側頭領域に背景活動に混じたθやδの短い連発波形で，臨床的に異常を認めない 50 歳以上の被検者で記録される．しばしば，入眠期や過呼吸で増強する．

Ten-ten（10-10）system　10-10 法　標準的な頭皮上電極配置．本法により，追加の電極は 10-20 法の半分の距離とする．つまり，基準となる曲線の 10％となる（ten-twenty system, closely spaced electrodes を参照）．コメント：てんかんモニタリングなどではてんかん性放電のより正確な局在を調べるために追加の電極（例えば surface sphenoidal or anterior "cheek" electrode）（special electrode を参照）を用いる．

Ten-twenty（10-20）system　10-20 法　国際臨床神経生理学連合推奨の標準的な頭皮上電極配置．本法により，4 つの外部の目印から 10％または 20％を計測して，電極の位置が決定される．コメント：種々の状況下では（例えば焦点てんかんの精査），側頭下電極など追加の電極を用いる．

Theta band　θ帯域　4〜＜8 Hz の周波数帯域．ギリシャ文字のθ．
Theta rhythm　θ律動　4〜＜8 Hz の周波数をもつ律動．
Theta wave　θ波　波の持続が 1/4〜1/8 秒（125〜250 ms）．

Three Hz or three per second spike-and-slow-wave complex　3 Hz 棘徐波複合　棘徐波複合の規則的な連続からなる特徴的な突発波で，(1) 最初の数秒で計測すると 3〜3.5 Hz で反復，(2) 起始と終止は両側性で全般性であるが，振幅は前頭部で最も高い，(3) 一貫して同期性かつ対称性，という特徴をもつ．振幅は変動するが，1,000 μV に達することもある．小児の欠神てんかんに特徴的な脳波パターンである．

Time constant（TC）　時定数　歴史的には抵抗（メガオーム，MΩ）と容量の積（マイクロファラド，μF）の産物で，脳波チャネルの時定数を構成する．増幅器の入力端子に直流電圧が加えられたときに，最初のペンの振れが 37％にまで下降するのに必要な時間を示し，秒で表される．コメント：単純な RC 結合回路では，時定数はある低周波状況下での感度の減少率に関連している．TC=1/2πf で表され，f は 30％（3 dB）の減衰が起こる周波数である．例えば，時定数 0.3 秒では 0.5 Hz 成分が 30％減衰する．このように，ある低周波数における時定数，減衰率は脳波チャネルの低周波フィルタ（low frequency filter を参照）と同様に用いられる．デジタル時代では計測装置のソフトで制御されている．

Topography　トポグラフィー　頭皮上あるいは大脳皮質におけるある脳波の特徴（律動，電場，スペクトラ，誘発電位）の空間的分布（map voltage を参照）．

Tracé alternant　交代性脳波　PMA34 週〜36 週の早産児や満期産児において生後 4 週までみられる新生児の正常な静睡眠（ノンレム睡眠）脳波パターン．高振幅（50〜150μV）の徐波群発に比較的低振幅（25〜50μV）なさまざまな活動が挿入される（quiet sleep を参照）．

Tracé continu　持続性脳波　未熟児の間欠的な脳波活動の時期からさらに発達した時期にみられるθやδ（25μV 以上）からなる持続性の背景活動．動睡眠でみられる（active sleep を参照）．

Tracé discontinu　非持続性脳波　さまざまな周波数の高振幅波（最大 300μV）の群発が，低振幅（25μV 以下）の背景活動によって分断されるもので，未熟児の正常な非持続性パターン．多数のチャネルのうち 1 個ないし 1 回でもみられた場合にでも，このパターンは非持続性と称される．群発の間隔は PMA に依存する．PMA 30 週までは覚醒時，動・静睡眠でみられる．その後は，静睡眠のみでみられる．PMA38 週ではほとんどみられない（active sleep と quiet sleep を参照）．

Tracing　記録　同義語：record, recording.
Transient, EEG　一過性脳波　背景活動から区別される波形や複合．
Transverse bipolar montage　横双極モンタージュ　横／冠状方向（つまり，左右に沿った電極対の導出からなるモンタージュ（例えば F7-F3, F3-Fz, Fz-F4, F4-F8 など）．同義語：coronal bipolar montage.

Triangular bipolar montage 三角双極モンタージュ 三角形に配列された 3 つの電極における電極対の導出からなる歴史的なモンタージュ．誤った側方化が生じるので，このモンタージュは使用しない方がよい．

Triphasic wave（TW） 三相波 高振幅（70 μV 以上）の鋭い波形の陽性一過波で，前後に比較的低振幅の陰性波を伴う．最初の陰性波は次の陰性波よりも振幅が低いが，勾配が急峻でときに鋭い．通常，全般性だが，前頭 - 後頭ないし後頭 - 前頭では時間差がある．およそ 1～2 c/s で繰り返す．TW は典型的には連続する波で，覚醒や痛み刺激で減衰ないし増強する．TW の間では，しばしば視察される活動がないか低振幅（40 μV 以下）の背景活動がある．種々の病態でみられるが，代謝性脳症でよくみられる．患者は通常，昏睡状態である．TW は睡眠やベンゾジアゼピン系の薬物注射によって減少する．同義語：continuous 2/s GPDs（with triphasic morphology）.

Unilateral 一側性 頭部（あるい身体）の一側に限局している．コメント：(1) 一側の脳波活動は 1 つの半球の局所性，領域性，片側性を指す．(2) 頭部の右側ないし左側に偏在しているといわれる（lateralized を参照）．

Vertex sharp transient or vertex sharp wave（V wave） 頭蓋頂鋭一過波 or 頭蓋頂鋭波（V 波） 正常亜型．頭蓋頂部で最大振幅を示す持続が 0.5 秒以下の一過性の鋭い波形で，軽睡眠中に一見，自発的に出現するか，あるいは感覚刺激（通常，聴覚）に対して反応して出現する．単発性のこともあれば反復性のこともある．振幅は変動するがまれに 250 μV を超すこともある（light sleep, K complex を参照）．

Visual evoked potential 視覚誘発電位 無構造のびまん性フラッシュないしパターン（例えば，パターン反転刺激）視覚刺激に対して反応する皮質誘発電位（evoked potential を参照）．

Voltage 電圧 2 点間の電位差（単位はボルト）（amplitude を参照）．

Volume conduction 容積伝導 発生源から生じた電気的活動が，神経活動ではなく伝導性媒体を介して遠隔部位にある記録電極（つまり，遠隔電場電位）まで広がる受動的過程（例えば，brainstem auditory evoked potential を参照）．（propagation を参照）．

Wave 波 脳（脳波）で生じるか，あるいは外（脳外電位）から生じる脳波記録における対をなす電極間の電位差の変化．

Waveform（wave form） 波形 脳波の一つの波の形（morphology を参照）．

Wicket spikes or wicket waves ウイケット棘波 or ウイケット波 側頭領域で表面陰性の 1 個ないし連なって出現する棘波様の単相性波形で，典型的には一側性で，入眠期にアーチ状あるいは Mu 波様の形態を示す．高齢者によくみられる良性の生理学的亜型だが，てんかんの臨床診断を受けた患者にもみられることがある．

Writer 描画器 歴史的には脳波チャネルの出力を直接書き出すシステム．多くの記録器はインクペン式であるが，記録器によってはインクをジェット噴射するものや，インクの代わりにカーボン紙を用いるものもある．デジタル脳波計ではレーザープリンタが使われるようになり，この用語は使われなくなりつつある．

国際臨床神経生理学連合脳波用語集 文献

1) Chatrian GE, Bergamini L, Dondey M et al: A glossary of terms most commonly used by clinical electroencephalographers. Electroenceph Clin Neurophysiol, 37: 538-548, 1974.

2) Noachtar S, Binnie C, Ebersole J et al: A glossary of terms most commonly used by clinical electroencephalographers and proposal for the report form for the EEG findings. Recommendations for the Practice of Clinical Neurophysiology: Guidelines of the International Federation of Clinical Physiology（EEG Suppl. 52: 21- 41）Editors: G. Deuschl and A. Eisen, 1999. International Federation of Clinical Neurophysiology.Elsevier Science B.V.

3) Brazier MAB, Cobb WA, Fischgold H et al: Preliminary proposal for an EEG terminology by the terminology committee of the International Federation for Electroencephalography and Clinical Neurophysiology. Electroenceph Clin Neurophysiol, 13: 646-650, 1961.

4) Stecker MM, Sabau D, Sullivan L et al: American Clinical Neurophysiology Society guideline 6: minimum technical standards for EEG recording in suspected cerebral death. J Clin Neurophysiol, 33: 324-327, 2016.

5) Hirsch LJ, LaRoche SM, Gaspard N et al: American Clinical Neurophysiology Society's Standardized Critical Care EEG Terminology: 2012 version. J Clin Neurophysiol, 30: 1-27, 2013.

6) Iber C, Ancoli-Israel S, Chesson AL Jr et al: For the American Academy of Sleep Medicine. The AASM manual for the scoring of sleep and associated events: rules, terminology and technical specifications. 1st ed. Westchester, IL: American Academy of Sleep Medicine; 2007.

7) Silber MH, Ancoli-Israel S, Bonnet MH et al: The visual scoring of sleep in adults. J Clin Sleep Med, 3: 121-131, 2007.

8) Dement W, Kleitman N: The relation of eye movements during sleep to dream activity: an objective method for the study of dreaming. J Exp Psychol, 53: 339-346, 1957.

9) Rechtschaffen A, Kales A: A Manual of Standardized Terminology, Techniques and Scoring System for Sleep Stages of Human Subjects. Brain Information Service/Brain Research Institute, Los Angeles, CA, 1968.

文　献

1) 松浦雅人，飛松省三，中里信和，他：てんかんと脳波—ハンス・ベルガー，ヒトの脳波報告から80年—（座談会）．Epilepsy 4:7-12，2010.
2) 大熊輝雄：臨床脳波学．第5版，医学書院，1999.
3) 日本臨床神経生理学会 ペーパレス脳波の記録・判読指針小委員会（編集）：デジタル脳波の記録・判読指針．臨床神経生理学，43:22-62，2015.
4) 飛松省三：脳波を楽しく読むためのミニガイド（1）．臨床脳波，46:665-673，2004.
5) 飛松省三：脳波を楽しく読むためのミニガイド（2）．臨床脳波，46:731-742，2004.
6) 飛松省三：脳波を楽しく読むためのミニガイド（3）．臨床脳波，46:807-820，2004.
7) 加藤元博，飛松省三：脳波の発生機序 解剖と生理．モノグラフ 臨床脳波を基礎から学ぶ人のために．第2版，日本臨床神経生理学会（編），診断と治療社，pp.2-10，東京，2019.
8) 飛松省三：脳波リズムの発現機序．臨床神経生理学，42: 358-363, 2014.
9) 飛松省三：電気生理学的検査，脳波と脳磁図．臨床神経内科学 改訂6版，平山惠造（監），南山堂，2016.
10) 飛松省三：脳波の構成成分．ここが知りたい！臨床神経生理，飛松省三（編），中外医学社，2016.
11) 大熊輝雄，松岡洋夫，上埜高志：脳波判読 step by step．入門編，第4版，医学書院，2006.
12) 飛松省三：脳波検査の基礎知識．Medical Technology，42:530-536，2014.
13) 飛松省三：脳波の導出法．モノグラフ 臨床脳波を基礎から学ぶ人のために．第2版，日本臨床神経生理学会（編），診断と治療社，pp.37-46，東京，2019.
14) Lesser RP, Lüders H, Dinner DS, et al.：H: An introduction to the basic concepts of polarity and localization. J Clin Neurophysiol, 2:45-61, 1985.
15) Hirsch LJ, LaRoche SM, Gaspard N, et al：American Clinical Neurophysiolosy Society's standardized critical care EEG terminology: 2012 version. J Clin Neurophysiol, 30: 1-27, 2013.
16) 柴崎　浩：脳波の合理的な判読法．臨床脳波，16: 304-313, 1974.
17) Markand ON: Alpha rhythms. J Clin Neurophysiol, 7:163-189, 1990.
18) Klass DW, Brenner RP: Electroencephalography of the elderly. J Clin Neurophysiol, 12:116-131, 1995.
19) Ebersole JS, Pedley TA（eds）：Current practice of clinical electroencephalography. 3rd ed, Lippincott Williams & Wilkins, Philadelphia, 2003.
20) Kozelka JW, Pedley TA: Beta and mu rhythms. J Clin Neurophysiol, 7:191-207, 1990.
21) Klass DW, Daly D（eds）：Current practice of clinical electroencephalography. Raven Press, New York, 1979.
22) Mizrahi EM：Avoiding the pitfalls of EEG interpretation in childhood epilepsy. Epilepsia, 37（suppl.1）：S41-S51, 1996.
23) Rechtschaffen A, Kales A: A Manual of Standardized Terminology, Techniques and Scoring System for Sleep Stages of Human Subjects. Brain Information Service/Brain Research Institute, Los Angeles, CA, 1968.
24) Silber MH, Ancoli-Israel S, Bonnet MH, et al: The visual scoring of sleep in adults. J Clin Sleep Med, 3: 121-131, 2007.

25）内藤　誠，黒岩義之：2．脳波検査 A．脳波検査の基本的知識 e．賦活による脳波の変化．臨床神経生理学的検査マニュアル，神経内科，第 65 巻特別増刊号，pp.42-48，科学評論社，2006.

26）Markand ON: Electroencephalography in diffuse encephalopathies. J Clin Neurophysiol, 1: 357-407, 1984.

27）Wyllie E（ed.）：The treatment of epilepsy. Principles and practice. 3rd ed, Lippincott Williams & Wilkins, Philadelphia, 2001.

28）Tobimatsu S, Zhang Y-M, Tomoda Y, et al：Chromatic sensitive epilepsy - A variant of photosensitive epilepsy. Ann Neurol, 45:790-793, 1999.

29）「てんかん診療ガイドライン」作成委員会：てんかん診療ガイドライン 2018．日本神経学会（監修），医学書院，pp.15，2018.

30）飛松省三，重藤寛史：てんかんの分類．辻 省次，宇川義一（編），てんかんテキスト New Version, アクチュアル脳・神経疾患の臨床．中山書店，48-54, 2012.

31）飛松省三，重藤寛史：てんかんの病型分類．辻 省次．宇川義一（編），てんかんテキスト New Version, アクチュアル脳・神経疾患の臨床．中山書店，338-346, 2012.

32）Commission on Classification and Terminology of the International League Against Epilepsy. Proposal for revised clinical and electroencephalographic classification of epileptic seizures. Epilepsia, 22:489-501, 1981.

33）Commission on Classification and Terminology of the International League Against Epilepsy. Proposal for revised classification of epilepsies and epileptic syndromes. Epilepsia, 30:389-399, 1989.

34）Berg AT, Berkovie SF, Broodie MJ, et al：Revised terminology and concepts for organization of seizures and epilepsies: Report of the ILAE Commission on Classification and Terminology, 2005-2009. Epilepsia 51:676-685, 2010.

35）Frost JD Jr.：Automatic recognition and characterization of epleptiform discharges in the human EEG. J Clin Neurophysiol, 2:231-249, 1985.

36）飛松省三：第 10 章 検査 A 脳波 5 てんかん性異常波に類似した生理的突発波．臨床てんかん学．医学書院，pp.261-267, 2015.

37）Klass DW, Westmoreland BF：Nonepileptogenic epileptiform electroencephalographic activity. Ann Ncurol, 18:627-35, 1985.

38）Westmoreland BF, Klass DW：Unusual EEG patterns. J Clin Neurophysiol, 7: 209-228, 1990.

39）市川忠彦：誤りやすい異常脳波．第 3 版，医学書院，2005.

40）松岡洋夫，三浦信義：臨床的意義が不明な特異な脳波所見．臨床神経生理学，34:170-179, 2006.

41）日本てんかん学会（編）：正常脳波と発作間欠期脳波．てんかん専門医ガイドブック，pp.78-81，診断と治療社, 2014.

42）飛松省三：てんかんの電気生理学的診断．特集：いま知っておくべきてんかん．診る・治す・フォローする—てんかん診療の新展開— Mebio, 29:35-44, 2012.

43）重藤寛史，飛松省三：第 10 章 検査 1 脳波 5 てんかん発作時脳波（総論）．臨床てんかん学．医学書院，2015.

44）Kaibara M, Blume WT：The postictal electroencephalogram. Electroenceph clin Neurophysiol, 70:99-104, 1988.

45）Niedermeyer's Electroencephalography: Basic Principles, Clinical Applications, and Related Fields. Schomer DL, Lopes da Silva F（eds.）, Lippincott Williams & Wilkins, 2012.

46）日本てんかん学会（編）：てんかん専門医ガイドブック．診断と治療社，2014.

47）兼本浩祐，丸 栄一，小国弘量，他：臨床てんかん学．医学書院，2015.

48）Brophy GM Bell R, Classen. J, et al. : Guidelines for the evaluation and management of status epilepticus.Neurocrit Care, 17:3-23, 2012.

49）Trinka E, Leitnger M : Which EEG patterns in coma are nonconvulsive status epilepticus? Epilepsy Behav, 49:203-222, 2015.

50）Brenner RP : EEG in convulsive and nonconvulsive status epilepticus. J Clin Neurophysiol, 21:319-331, 2004.

51）Kaplam PW : The EEG of status epilepticus. J Clin Neurophysiol, 23:221-229, 2006.

52）Schaul N : Pathogenesis and significance of abnormal nonepileptiform rhythms in the EEG. J Clin Neurophysiol, 7:229-248, 1990.

53）Daly D, Whelan JL, Bickford RG, et al : The electroencephalogram in cases of tumors of the posterior fossa and third ventricle. Electroenceph clin Neurophysiol, 5:203-216, 1953.

54）Cordeau JP : Monorhythmic frontal delta activity in the human electroencephalogram: a study of 100 cases. Electroenceph clin Neurophysiol,11:733-746, 1959.

55）Schaul N, Gloor P, Gotman J : The EEG in deep midline lesions. Neurology, 31:157-167, 1981.

56）Schaul N, Lueders H, Sachdev K : Generalized, bilaterally synchronous bursts of slow waves in the EEG. Arch Neurol, 38:690-692, 1981.

57）Brigo F : Intermittent rhythmic delta activity patterns. Epilepsy Behav, 20:254-256, 2011.

58）Gullapalli D, Fountain NB : Clinical correlation of occipital intermittent rhythmic delta activity. J Clin Neurophysiol, 20:35-41, 2003.

59）Normand MM, Wszolek ZK, Klass DW : Temporal intermittent rhythmic delta activity in electroencephalograms. J Clin Neurophysiol, 12:280-284, 1995.

60）Geyer JD, Bilir E, Faught RE, et al : Significance of interictal temporal lobe delta activity for localization of the primary epileptogenic region. Neurology, 52:202-205, 1999.

61）深谷 親，片山容一：局所性脳病変．臨床神経生理学，35：162-169，2007.

62）飛松省三：脳血管障害の診断B．画像診断5．電気生理学的検査．荒木淑郎，金澤一郎，柴崎 浩，杉田秀夫（編）：最新内科学大系66巻 神経・筋疾患．脳血管障害，pp. 115-122，中山書店，1996.

63）中安弘幸，中島健二：脳神経疾患と脳波2．脳血管障害と脳波．臨床脳波，41：518-523，1999.

64）青木恭規，児玉南海雄，平賀旗夫，他：Moyamoya病の脳波．脳神経，29:551-559，1977.

65）大山秀樹，新妻 博，藤原 悟，他：小児Moyamoya病過呼吸時の脳波．Re-build upの発現機序．脳神経外科，13：727-733，1985.

66）川村哲朗，廣瀬源二郎：びまん性・多巣性脳障害．臨床神経生理学，35：537-545，2007.

67）Schwartz MS, Scott DF : Pathological stimulus-related show wave arousal responses. Acta Neurol Scandinav, 57:300-304, 1978.

68）Synek VM : Prognostically important EEG coma patterns in diffuse anoxic and traumatic encephalopathis in adults. J Clin Neurophysiol, 5：161-174, 1988.

69）Kaplan PW : The EEG in metabolic encephalopathy and coma. J Clin Neurophysiol, 21：307-318, 2004.

70）Foley JM, Watson CW, Adams RD : Significance of the electroencephalographic changes in hepatic coma. Trans Am Neurol Assoc, 75:161-164, 1950.

71) Bickford RG, Butt HR : Hepatic coma : The electroencephalographic pattern. J Clin Invest, 34:790-799, 1955.

72) Schäuble B, Castillo PR, Boeve BF, et al : EEG findings in steroid-responsive encephalopathy associated with autoimmune thyroiditis. Clin Neurophysiol, 114:32-37, 2003.

73) Schmidt SE, Kimberly P, Eric SF, et al : Extreme delta brush. A unique EEG pattern in adults with anti-NMDA receptor encephalitis. Neurology, 79:1094-1100, 2012.

74) Brenner RP, Schaul N : Periodic EEG patterns : Classification, clinical correlation, and pathophysiology. J Clin Neurophysiol, 7:249-267, 1990.

75) Chatrian GE, Shaw C-M, Leffman H : The significance of periodic lateralized epileptiform discharges in EEG : An electrographic, clinical and pathological study. Electroenceph clin Neurophysiol, 17:177-193, 1964.

76) Wieser HG, Schindler K, Zumsteg D : EEG in Creutzfeldt-Jakob disease. Clin Neurophysiol, 117:935-951, 2006.

77) 重松淳哉，大石文芽，三好克枝，他：脳波上 periodic short-interval diffuse discharges を認めた CNS ループスの1例．臨床脳波，42：408-410，2000.

78) Westmoreland BF, et al : Alpha-coma. Electroencephalographic, clinical, pathologic, and etiologic correlations. Arch Neurol, 32:713-718, 1975.

79) Husain AM : Electroencephalographic assessment of coma. J Clin Neurophysiol, 23:208-220, 2006.

80) Gloor P, Kalaby O, Giard N : The electroencephalogram in diffuse encephalopathies : electroencephalographic correlates of gray and white matter lesion. Brain, 91:779-802, 1968.

81) 大石　実，森田昭彦，亀井　聡：パーキンソン病の Visual view．パーキンソン病における脳波周波数解析：Fontiers in Parkinson Disease，6：22-25，2013.

82) Tashiro K, Ogata K, Goto Y, et al : EEG findings in early-stage corticobasal degeneration and progressive supranuclear palsy : A retrospective study and literature review. Clin Neurophysiol, 117 : 2236-2242, 2006.

83) Scott DF, Heathfield KW, Toone B, et al : The EEG in Huntington's chorea : a clinical and neuropathological study. J Neurol Neurosurg Psychiatr, 35:97-102, 1972.

84) 落合　淳，加藤元博，岩下　宏：ハンチントン舞踏病およびウィルソン病患者における低電位脳波の検討 - 睡眠時の変化について -．臨床脳波，30：264-268，1988.

85) Ponomareva N, Klyushnikov S, Abramycheva N, et al : Alpha-theta border EEG abonormalities in preclinical Huntington's disease. J Neurol Sci, 344 : 114-120, 2014.

86) Micanovic C, Pal S : The diagnostic utility of EEG in early-onset dementia : a systematic review of the literature with narrative analysis. J Neural Transm, 121 : 59-69, 2014.

87) Lee H, Brekelmans GJF, Roks G : The EEG as a diagnostic tool in distinguishing between dementia with Lewy bodies and Alzheimer's disease. Clin Neurophysiol, 126 : 1735-1739, 2015.

88) McKeith IG, Boeve BF, Dickson DW, et al : Diagnosis and management of dementia with Lewy bodies : Fourth consensus report of the DLB Consortium. Neurology, 89 : 88-100, 2017.

89) 野沢胤美：睡眠．臨床神経生理学，34: 20-27, 2006.

90) Desseilles M, Dang VT, Schabus M, et al: Neuroimaging insights into the pathophysiology of sleep disorders. Sleep, 31:777-794, 2008.

91) Schenck CH, Mahowald MW: REM sleep behavior disorder: clinical, developmental, and neuroscience perspectives 16 Years after its formal identification in sleep. Sleep, 25:120-138, 2002.

92）野沢胤美：レム睡眠行動異常症．臨床精神医学，43: 1025-1032, 2014.

93）Kumru H, Santamaria J, Tolosa E, et al: Relation between subtype of Parkinson's disease and REM sleep behavior disorder. Sleep Med, 8:779-783, 2007.

94）野沢胤美：睡眠関連てんかんと異常行動．Clinical Neuroscicence, 31: 212-215, 2013.

95）千葉 茂（編著）：睡眠とてんかん．その密接な関連性．ライフ・サイエンス，2015.

96）Blume WT: Drug effects on EEG. J Clin Neurophysol, 23:306-311, 2006.

97）木下利彦，西田圭一郎，吉村匡史：薬物および治療の影響．臨床神経生理学，36: 56-62, 2008.

98）飛松省三：脳波と画像の相関．臨床神経，52:848-850, 2012.

99）徳永秀明，重藤寛史，稲村孝紀，他：中脳水道狭窄症，脳室内腹腔シャント不全により高度のパーキンソニズムを呈した1例．臨床神経，43:427-430, 2003.

100）礒部菜摘，鳥巣浩幸，實藤雅之，他：日本脳炎経過中のMRI，SPECT，脳波所見；10歳男児例．脳と発達，45: S425, 2013.

101）Zeman AZJ, Boniface S, Hodges JR: Transient epileptic amnesia: a description of the clinical and neuropsychological features in 10 cases and a review of the literature. J Neurol Neurosurg Psychiatr, 64:435-443, 1998.

102）Stephan H: Epilepsy in the elderly: facts and challenges. Acta Neurol Scand, 124:223-237, 2006.

103）小関恒和：デジタル脳波計の現在．臨床神経生理検査の実際．pp. 52-60, 松浦雅人（編），新興医学出版社，2007.

104）日本臨床神経生理学会（編）：デジタル脳波の記録・判読の手引き．診断と治療社，2015.

105）飛松省三：認定技術師のための脳波Q&A．臨床神経生理学，36: 172-182, 2008.

106）時実利彦，藤森聞一，島薗安雄，他：新脳波入門，第5版，南山堂，1980.

107）飛松省三：デジタル脳波判読時の思考過程．日本臨床神経生理学会（編），デジタル脳波の記録・判読の手引き，診断と治療社，95-99, 2015.

108）飛松省三：脳波判読の基礎．神経治療，30: 122-125, 2013.

109）加藤元博：脳波判読のpitfalls（1）．臨床脳波，43:454-462, 2001.

110）加藤元博：脳波判読のpitfalls（2）．臨床脳波，43:524-532, 2001.

111）飛松省三：脳波検査報告書の書き方．神経内科 特別増刊号 臨床神経生理学的検査マニュアル2．脳波検査，65:106-114, 2006.

索　引

日本語索引

は行

外国語索引

【著者紹介】

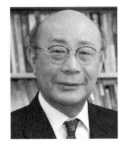

飛松省三　福岡国際医療福祉大学医療学部視能訓練学科教授

1973年　鹿児島ラ・サール高校卒業
1979年　九州大学医学部卒業
1983年　九州大学医学部脳研神経内科助手
1985年　医学博士，シカゴ・ロヨラ大学医学部神経内科客員研究員
1987年　九州大学医学部脳研生理助手
1991年　同脳研臨床神経生理講師
1999年　同大大学院医学系研究科脳研臨床神経生理教授
2020年～　現職，九州大学名誉教授

日本臨床神経生理学会前理事長，国際複合医工学会前理事長，認知神経学会理事，日本神経学会代議員
〈著書〉
「ここに目をつける！ 脳波判読ナビ」(南山堂，2016)
「ここが知りたい！ 臨床神経生理（編著)」(中外医学社，2016)
「ベッドサイドの臨床神経生理学」(中外医学社，2017)
「ここに気をつける！ 誘発電位ナビ　はじめの一歩から臨床と研究のヒントまで」(南山堂，2017)
「脳波に慣れる！デジタル脳波入門　脳波超速ラーニング［DVD付き]」(南山堂，2018)
「脳波の行間を読む　デジタル脳波判読術」(南山堂，2019) など

ここに目をつける！ 脳波判読ナビ

2016年 6 月 1 日　1 版 1 刷　　　　　　　　©2021
2019年 4 月 10 日　　　 4 刷
2021年 4 月 15 日　　2 版 1 刷

著　者
　とびまつしょうぞう
　飛松省三

発行者
株式会社 南山堂　代表者 鈴木幹太
〒113-0034　東京都文京区湯島 4-1-11
TEL 代表 03-5689-7850　　www.nanzando.com

ISBN 978 4-525-22542-1

A22542102O1-A